Joan:

llibre t'obria ...ous mirigau
J'estime molt la teva
mare

Labril 2.007

Dime qué te duele...

Dime qué te duele...

Y te diré cómo encontrar alivio instantáneo

PEGGY W. BRILL Y SUSAN SUFFES

 integral

Dime qué te duele...

Título original: *Instant Relief*
Autoras: Peggy W. Brill y Susan Suffes
Traducción: Victoria Martín Santamarta
Ilustraciones: Meredith Hamilton
Diseño de cubierta: La Page Original
Fotografía de cubierta: Getty
Composición: Anglofort

© Margaret W. Brill y Susan Suffes, 2003
Publicado por acuerdo con Bantam Books, un sello de Bantam Dell
Publishing Group, una división de Random House
© de la traducción, Victoria Martín Santamarta, 2005
© de esta edición, RBA Libros, S.A., 2005
Pérez Galdós, 36 – 08012 Barcelona
www.rbalibros.com
rba-libros@rba.es

Primera edición: febrero 2005
Segunda edición: febrero 2006

ISBN: 84-7871-277-1
Ref. SN-54
Depósito legal: B. 10.179-2006
Impreso por Novagràfik (Montcada i Reixac)

Para mis dos grandes amores y motivos de satisfacción,
Madison y Maggie

ÍNDICE

INTRODUCCIÓN

Todos sabemos que es imposible controlar el gran estrés que, inevitablemente, forma parte de nuestra vida diaria. Sin embargo, el dolor causado por el estrés es otro asunto. Lo positivo es que podemos hacer algo para controlar tales apariciones repentinas de dolor y malestar, donde o cuando quiera que se produzcan. Puedes obtener alivio instantáneo con los ejercicios Brill. Con sólo unos movimientos muy sencillos... te sentirás aliviado.

El hecho de que el estrés psicológico puede causar dolor físico nunca fue tan evidente para mí como después del 11 de septiembre de 2001. Mientras ejercía mi profesión como fisioterapeuta en Manhattan, me di cuenta de que, en el transcurso de las cuarenta y ocho horas siguientes, me encontré con una epidemia de problemas físicos. Los pacientes llamaban por teléfono o aparecían quejándose de dolores intensos por todo el cuerpo. Cuellos agarrotados, espaldas doloridas, hombros tensos, rodillas y caderas inflamadas. Continuamente surgían dolores que parecían sobrevenir de la nada, y prácticamente todos eran una manifestación de la gran convulsión que había sufrido una nación entera.

El dolor se origina porque una primera respuesta del estrés emocional es tensar el músculo. Algunos músculos son

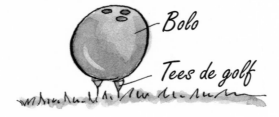

Analogía de las vértebras cervicales

Bolo

Tees de golf

muy propensos a tensarse, especialmente aquellos situados en la parte superior del cuello, los hombros, la mandíbula y los músculos que recorren la espina dorsal. En las lumbares, el tejido conectivo también se vuelve tenso y rígido. Cuando los músculos y el tejido conectivo se tensan, los nervios quedan atrapados y la circulación sanguínea se obstaculiza, por lo que se impide la llegada del oxígeno y los nutrientes que el músculo necesita. Con toda seguridad, está por llegar un dolor de cuello o de espalda.

El diafragma, músculo respiratorio muy importante situado en la cavidad torácica, también se tensa como respuesta al estrés. Piensa en un momento estresante para ti: ¿Cómo respirabas? A no ser que tomaras la decisión consciente de respirar profundamente a través del diafragma (tal y como requería tu cuerpo), probablemente respirabas de una manera muy rápida y poco intensa; es decir, inspirabas muy poco oxígeno y espirabas la mitad de éste, de modo que tus pulmones no tenían espacio ni para la poca cantidad de oxígeno que inspirabas. Te debiste dar cuenta de que tus manos y pies estaban fríos —claro síntoma de que no llegaba suficiente sangre a tus extremidades. Esto se debe a que la respiración entrecortada comprime los vasos sanguíneos y contribuye fácilmente a dificultar el riego sanguíneo, lo cual se origina por la tensión de los otros músculos del cuerpo.

Los dolores de cabeza, de espalda, de cuello; el hormigueo y el entumecimiento en las manos... son sólo algunos de los posibles resultados de la tensión muscular y la respiración entrecortada. Por el contrario, tales dolores se pueden aliviar mediante una respiración adecuada y los ejercicios de estiramiento y fortalecimiento que te ofrezco en este libro, y que contribuyen a aportar un equilibrio muscular. El estrés existe y ha existido siempre en todos los lugares. Está en la oficina, en nuestras casas, en nuestras relaciones y (ahora más que nunca) está en el espantoso mundo que nos aguarda. Sin embargo, el estrés es una parte inevitable de nuestra condición humana, incluso en nuestros mejores momentos. Así que, aceptemos este hecho incluso cuando nos vayamos a centrar en la lucha contra el dolor, que es su consecuencia. Podemos librarnos del dolor.

En primer lugar, tenemos que oírlo. El dolor es el sistema de alarma de nuestro cuerpo que nos avisa de que algo está dañado. Los cien ejercicios Brill se basan precisamente en el hecho de aprender a responder frente a estas señales de alarma. Los he usado en mi profesión de fisioterapeuta y he tratado con éxito a miles de pacientes.

De modo que, *indícame dónde te duele y yo te diré qué debes hacer*. Quizá sólo necesites un ejercicio sencillo de diez segundos para acabar con tu dolor. En esto se basa el *alivio instantáneo*.

Física o psicológicamente: el estrés duele

En ocasiones, el dolor causado por el estrés sobreviene súbitamente; por ejemplo, cuando surge un problema en el trabajo o cuando un ser querido sufre un grave problema de salud. En otras ocasiones, el dolor se desencadena por si-

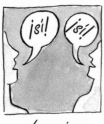
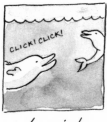
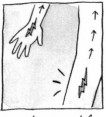

Lenguaje
humano

Lenguaje de
los delfines

Lenguaje del
cuerpo

tuaciones más extremas y prolongadas, como el hecho de estar en un trabajo que odias o tener un conflicto con tu cónyuge o tu hijo. A veces, el dolor puede provenir de una causa física inmediata. La decisión alocada de ir el primer día de primavera a jugar dieciocho hoyos de golf después de haber pasado un invierno sedentario se traducirá en dolor de la misma manera que el miedo a volar, la ansiedad de perder dinero en el mercado de divisas o los nervios por tener una cita con alguien. El cuerpo no distingue entre los desencadenantes físicos o psicológicos.

Cada día nos encontramos con un número ilimitado de causas potenciales para la aparición del dolor repentino. Ahí está el tirón de espalda cuando subes el carrito del niño al autobús, o el dolor de cadera cuando recoges la pelota en un partido de básquet o un dolor de cabeza punzante que te aborda cuando estás en una reunión de trabajo a punto de hacer una presentación decisiva que has estado tres meses preparando.

Sabes demasiado bien lo que significa sentirse atrapado: cuando estás en la sala de espera del médico, en una reunión de padres de alumnos, en un asiento muy estrecho durante un largo vuelo, en un taburete de cocina mientras aguantas al pariente antipático de turno o cuando te encuentras parado en medio de un atasco. El resultado es una

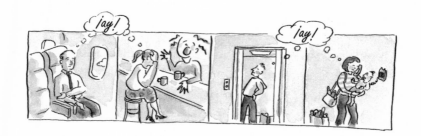

insoportable y horrible mezcla entre incomodidad física, rabia incontenible y ansiedad creciente. Sin embargo, si ahora estás en una de estas temibles situaciones, puedes servirte de uno o más de los ejercicios aliviadores de dolor extraídos de mi repertorio de cien movimientos con el fin de aplicar una terapia urgente sobre tu cuerpo. Regálate un momento para ejercitarte con *Dime qué te duele* allá donde estés y sin importar lo que hagas.

Puedes estar en el ascensor o en la calle, en el teatro, en el tren o en el autobús, y estalla el dolor. Presionas las sienes con los dedos para intentar aliviar el súbito y martilleante dolor de cabeza, o te paras destrozado en la mitad de un partido de tenis para masajearte la rodilla herida. Tras haber estado sentado en el escritorio durante largas horas, te levantas inmediatamente y empiezas a masajearte la espalda. Sin embargo, estas estrategias raramente funcionan.

¿No prefieres realizar movimientos que te proporcionen (tal y como está comprobado) el alivio que buscas? Basada en los resultados obtenidos con miles de pacientes, la terapia de urgencia de *Dime qué te duele* te ayudará a disminuir el dolor causado por el estrés en cualquier hora del día o de la noche y en cualquier situación en que te encuentres. ¡En poco tiempo sabrás cómo eliminar el indeseable dolor!

Terapia de urgencia donde y cuando la necesites

Soy consciente de que el dolor causado por el estrés no se reduce sólo a unas cuantas partes del cuerpo. Por este motivo, te ofrezco cien ejercicios fáciles de hacer que se centran en todas las partes vulnerables al dolor e incluyen:

- Cabeza
- Cuello
- Codos
- Manos
- Dorsales
- Lumbares
- Caderas
- Rodillas
- Pantorrillas
- Pies

Con mis ejercicios Brill podrás corregir la parte que necesites en cuanto lo necesites. Además, todos estos ejercicios no son sólo efectivos, sino también breves. O repites un pequeño movimiento diez veces o lo haces una sola vez, siempre y cuando aguantes diez segundos. Eso es todo. ¡Una pequeña inversión para un gran resultado!

Cuando estalla el dolor, puedes estar al teléfono, en un banquete, sentado en un recital de tu hijo o en alguna de las docenas de situaciones que te obligan a permanecer allá donde estás. La mayoría de los pequeños movimientos que te mostraré te van a permitir hacer justamente eso: pequeños movimientos.

- Si estás de pie, te mostraré una variedad de movimientos sencillos para aliviar el dolor ahí donde estés.

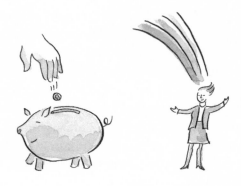

Pequeña inversión (vs) Gran resultado

- Si estás sentado, pongo a tu disposición docenas de remedios contra el dolor sin necesidad de levantarte de la silla.
- Si estás tumbado en la cama, podrás obtener alivio sin levantarte.

Tengo experiencia con los ejercicios Brill

Durante los últimos quince años he tratado a miles de pacientes que han requerido un cuidado regular y continuado para una variedad de lesiones y anormalidades estructurales. Sin embargo, muchos de ellos también han necesitado una terapia urgente para sus dolores y achaques diarios. Sus quejas te resultarán familiares: «Cada vez que me levanto, después de haber estado mucho rato sentada, me duele la espalda» es la frase más común o «cuando no puedo escaparme de una reunión, me empieza a doler el cuello»; «me duele la rodilla cuando bajo escalones» o «cuando estoy en la cama, me dan calambres en las pantorrillas y en los dedos de los pies». En base al trabajo con estos pacientes, he desarrollado un largo repertorio de técnicas sencillas que les ayudaban a reducir el malestar en cuestión de segundos. Los ejercicios Brill les fueron muy útiles, y también lo serán para ti.

Muchos de estos ejercicios también han sido eficaces en aquellos pacientes que sufrían dolencias crónicas y el estrés ha acabado por agravarlas. Personas con cáncer, enfermedades coronarias, osteoartritis, migrañas y otras patologías han hallado un rápido alivio con los ejercicios Brill, que no sólo han reducido su malestar, sino que les han permitido olvidarse de que el dolor que padecían era consecuencia de tales enfermedades. Estas intervenciones sencillas contribuyen en gran medida a ayudarles a sentirse mucho mejor.

Por otra parte, también prescribo los ejercicios Brill a los pacientes en proceso postoperatorio que deberán ir a un fisioterapeuta durante meses. Por ejemplo, veo a algunas personas que han sido intervenidas quirúrgicamente en la espalda, especialmente aquellas que han requerido una disquectomía, que consiste en extirpar una pieza del disco intervertebral desplazado de la columna vertebral. Cuando estos pacientes empiezan a padecer dolor lumbar, practican los ejercicios Brill que se centran especialmente en este dolor concreto, tanto si están de pie, sentados o tumbados.

Tomemos este ejemplo: Bill, un contable de cuarenta y dos años, acudió a mí seis meses después de haberse hecho una microdisquectomía. Me dijo: «Pensaba que la operación me aliviaría el dolor, pero todavía noto ese horrible pinchazo en las lumbares que tenía antes de que me operaran. Me he tomado todo tipo de antiinflamatorios y los efectos secundarios me están destrozando ¿Qué puedo hacer?».

Le dije que hiciera el movimiento pélvico (ejercicio 49) una vez cada hora mientras estuviese sentado en la oficina. Aunque me miró algo escéptico, siguió mi consejo. Una semana más tarde, me dijo: «No me lo puedo creer. He hecho lo que me dijiste y ha funcionado todas las veces. Al pasar los días, ya no he necesitado hacer el ejercicio tan regularmente. Ahora ya sé que, en cuanto sienta un pinchazo, puedo hacer ciertos ejercicios para aliviarlo por mi mismo».

Mis rápidos remedios, basados en una profunda interrelación entre anatomía y fisiología, ayudan cada día a personas como Bill; y también te pueden ayudar a ti.

Detener el dolor antes de que se vuelva crónico

Tu cuerpo se ve constantemente afectado por un número de tensiones mecánicas (movimientos repetidos con frecuencia y posturas forzadas, sostenidas durante largos intervalos de tiempo) que también causan malestar.

Para los millones de personas, como tú, que son lo que yo llamo «deportistas de ordenador», las tensiones mecánicas son un auténtico problema. Pasas casi todo el día sentado en la mesa de la oficina, pero eres un ser activo por naturaleza. El hecho de permanecer en la misma posición durante largos períodos de tiempo no permite una óptima circulación sanguínea en todas las partes del cuerpo. Probablemente ejercites siempre los mismos músculos (piensa en todas las veces que clicas con el ratón o coges el teléfono), pero tus músculos tienen que moverse, por naturaleza, de manera simétrica, de cara a obtener un conjunto de músculos en equilibrio con los demás.

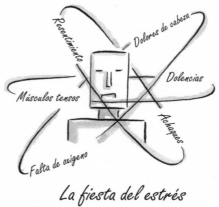

Resentimiento
Dolores de cabeza
Dolencias
Músculos tensos
Achaques
Falta de oxígeno

La fiesta del estrés

Pasar largas horas sentado delante del ordenador puede distorsionar la posición correcta de los hombros, el cuello, la espalda, las muñecas y las manos, e incluso las rodillas y caderas. A lo largo del tiempo tu cuerpo tendrá que pagar un precio por estas posiciones estáticas y desalineadoras Algunos músculos tenderán a acortarse y tensarse, mientras

Reglas ergonómicas para proteger la espalda cuando estemos delante del ordenador

1. Coloca el monitor de modo que tus ojos miren directamente hacia él.
2. Recuéstate sobre la silla, preferentemente con una pequeña almohada o una toalla enrollada que cubra la curvatura de tus vértebras lumbares.
3. Siéntate a cierta distancia del teclado y dobla los codos formando un ángulo de 90 grados.
4. Usa una silla regulable, con el fin de poder variar la altura, de modo que tus rodillas estén a 90 grados respecto a tus caderas, y los pies, pegados al suelo.
5. Por último, lo ideal sería que tuvieses un teléfono con auriculares para no tener que girar el cuello cuando escuches al receptor.

que otros se alargarán y se debilitarán. Cuando esto ocurre, el dolor estalla a modo de un sistema de alarma que crea el propio cuerpo, lo cual es un indicador infalible de disfunción.

La postura encorvada también causa dolor por las mismas razones: unos músculos se vuelven cortos y tensos, mientras que otros se alargan y se debilitan debido a un sobreesfuerzo. Cuando mantienes una postura encorvada durante cierto período de tiempo, por ejemplo, cuando estás haciendo un trabajo en el escritorio, tu respiración también se ve afectada, puesto que tu diafragma se comprime y te cuesta mucho respirar de manera intensa. No sólo pones a prueba determinados músculos, sino que, además, interrumpes el suministro de oxígeno necesario para nutrir cada célula de tu cuerpo, desde el cerebro hasta los pies.

Se produce otro problema potencial si todo el material de tu mesa de trabajo ocupa sólo un extremo de la misma, ya que al final trabajas más con un lado de tu cuerpo. De esto se desprende que los músculos del otro lado se vayan a debilitar por falta de uso. Y... ¡adivina! Te van a empezar a doler las articulaciones porque los músculos que se encuentran en un desequilibrio mecánico van a ir empujándolas de manera asimétrica.

Por todos los motivos explicados anteriormente, los ejercicios Brill han sido diseñados para garantizar el equilibrio de tus músculos y la posición correcta de tu cuerpo, de modo que las articulaciones puedan girar, deslizarse y rodar según su arco de movilidad adecuado. Otro beneficio de los ejercicios Brill consiste en que, gracias a un movimiento correcto de las articulaciones, el cartílago, cuya función es la de cubrir y proteger las superficies articulares y también producir el líquido sinovial para un movimiento libre de fricción entre éstas, no se desgasta. Esto, a su vez, ayudará a prevenir la osteoartritis.

No esperes a que estalle el dolor

Te voy a detallar unas técnicas sencillas para reducir las tensiones que se acumulan diariamente en tu cuerpo debido a las posturas perjudiciales que adoptas mientras trabajas, practicas deporte o incluso duermes. Los ejercicios Brill ensancharán los músculos que se hayan quedado rígidos y van a mover tu cuerpo de una determinada manera para recuperar el equilibrio muscular y, por ende, ayudarte a detener las costumbres degenerativas que provienen de esta falta de uso y de este desgaste. Pronto te encontrarás mejor.

No tienes que esperar a que sobrevenga el dolor para hacer los ejercicios Brill; puedes practicarlos desde un principio para prevenir lesiones. *Cuanto más fuertes y tonificados estén tus músculos desde un principio, menos posibilidades tendrás de sufrir dolor derivado del estrés.* Así que, no pienses que estos ejercicios son sólo curativos, pues también son preventivos.

Estas sencillas intervenciones son realmente muy útiles. He tenido pacientes de setenta años que se quejaban de dolores que venían padeciendo durante diez o incluso veinte años. Ahora ya no sufren dolor. Han aprendido que pueden controlar el estrés y las tensiones del cuerpo, contrarrestarlos y deshacerse del dolor. Este es mi sueño: cambiar nuestra manera de envejecer con el fin de que no tengamos que sufrir aquellos dolores que se consideran tan habituales en la vejez.

Escucha a tu cuerpo

En lugar de intentar olvidarte del dolor, voy a sugerirte que le prestes más atención para poder aliviarlo de alguna manera. Si aprendes a escuchar a tu cuerpo, vas a descubrir que puedes eliminar las pequeñas molestias antes de que se conviertan en un verdadero problema. He dividido los ejercicios de este libro en las diferentes partes del cuerpo. Así que, si te empieza a molestar el cuello, ves directamente a los ejercicios de alivio instantáneo del cuello.

Aunque los movimientos de estos ejercicios Brill puedan parecer tan sencillos que es imposible creer que puedan conseguirse tales resultados, vas a ensanchar, fortalecer y reequilibrar los músculos si los repites unas cuantas veces al día, y te va a sorprender lo rápido que eliminarás el dolor. ¿No es más lógico controlar tus molestias en lugar de dejarlas de lado hasta que llegues al extremo de no poder moverte de la cama o tener que tomar antiinflamatorios o calmantes?

La forma más directa de aliviar las molestias consiste en centrarse en la causa del dolor. Cuando la mayor de mis hijas tenía cuatro años y le dolía la barriga, le enseñé a frotarse el ombligo en sentido contrario a las agujas del reloj, de la derecha hacia arriba y de la izquierda hacia abajo, y le dije que eso ayudaría. Ella no sabía que este movimiento dibujaba la forma ascendente, transversal y descendente de cada una de las partes del colon, y, sin embargo, se dio cuenta de que funcionaba al ayudar, de esta forma, al movimiento de las partículas de comida por el aparato digestivo. Ahora, cada vez que le duele la barriga, ya sabe lo que tiene que hacer.

Si una niña de cuatro años puede eliminar su dolor y aprender a deshacerse de él en cuestión de segundos, tú también puedes hacerlo. Estos movimientos sencillos de diez segundos te ayudarán, también, a estar activo. Hay muchas personas que limitan sus actividades en cuanto sienten dolor, pero eso sólo agranda el problema. En el momento en que dejas de hacer ejercicio, los músculos de tu cuerpo se empiezan a desequilibrar. Si pruebas los ejercicios de este libro, serás capaz de eliminar el dolor rápidamente y podrás volver a caminar, correr, practicar deportes y tantas otras actividades que forman parte de una vida sana. Por el contrario, si nunca haces ejercicio, no te preocupes. Los movimientos descritos en este libro son fáciles de hacer, y también te irán bien a ti.

Hay dos variantes de un mismo ejercicio que encuentro increíblemente efectivas para el dolor de cuello y brazo. Prescribo este ejercicio como rutina para muchos pacientes, especialmente para aquellos que pasan muchas horas con el teléfono y/o trabajando con el ordenador. Este ejercicio no sólo les calma el dolor, sino que también les hace sonreír.

Por favor, recuerda que estos dos movimientos de la gallina Brill son una excepción a los ejercicios de *Dime qué te duele*, que normalmente consisten en movimientos pequeños y poco exagerados que no focalizan la atención en lo que estás haciendo. Entiendo que no quieras hacer el ejercicio de la gallina Brill cuando estés tratando con tu cliente predilecto, o cuando estés en el altar mientras se oficia la ceremonia de las bodas de oro de tus padres. Sin embargo, siempre puedes buscar una excusa e ir al servicio para hacerlo. O convence a todo el mundo para que lo haga contigo, y comparte el alivio instantáneo (y algunas risas).

Brill, la gallina muerta

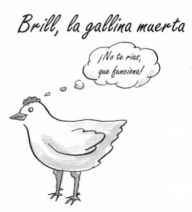

¡No te rías, que funciona!

1 La gallina Brill

Puedes hacer estos movimientos sentado o de pie. Seguramente te resultarán divertidos, pero sientan fenomenal. Esto es lo que debes hacer:

■ Levanta la barbilla, desplaza la cabeza hacia atrás y deja la nuca estirada.

■ Saca pecho y levántalo, de manera que se junten los omoplatos.

■ Dobla los brazos hacia arriba, gira las manos e impúlsalas hacia atrás, hasta llegar a la altura de la espalda, con los codos pegados al torso y las palmas de las manos hacia fuera. Cuenta hasta diez, y relaja.

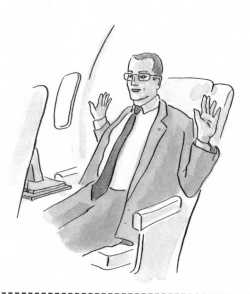

La ciencia tras la solución

Los ejercicios Brill son útiles porque están basados en un profundo entendimiento de las reacciones bioquímicas y biomecánicas que tu cuerpo necesita para funcionar. Te preguntarás por qué estirar los muslos ayuda a aliviar el dolor de rodilla o qué tiene que ver el dolor de cuello con el hecho de juntar los omoplatos. Mis años como fisioterapeuta me han enseñado a ver cómo interactúan los sistemas integrados del cuerpo y cómo se afectan mutuamente. Siempre busco la disfunción subyacente que es la causa del dolor, aunque la conexión entre ambos no sea lógica.

Éste es el motivo por el que mis pacientes a menudo se quedan perplejos con algunas de mis técnicas de diagnóstico. Por ejemplo, si un paciente se queja de dolor de cuello, le recomiendo que estire los dedos de la mano. La razón por la que le doy esta recomendación se basa en la anatomía del plexo braquial, que es una cadena de nervios que empieza en el cuello, abastece todos los nervios de las extremidades superiores y continúa hasta tres ramas terminales que acaban en las manos. Gracias a mis nociones sobre la conexión del sistema neurológico del cuerpo con el sistema ortopédico (los nervios generan impulsos eléctricos a los músculos, lo que, a su vez, produce el movimiento en los huesos) puedo saber cuál es el nervio del cuello que se ve afectado al observar el dedo de la mano que no funciona correctamente.

La cuestión es que sé de donde proviene tu dolor (y te ofreceré los movimientos más fáciles y efectivos para tratarlo desde su origen, que es la mejor manera de eliminarlo). Así que, llévate este libro allá donde vayas. De esta manera, siempre tendrás a mano los ejercicios Brill, que te brindarán la ayuda que necesites en cualquier momento. En lugar de ocultar un síntoma con medicamentos que se pueden comprar sin receta, puedes consultar *Dime qué te duele*.

La ayuda que necesitas en el momento que quieras

No importa si eres un paciente que viene cada semana a tres sesiones de fisioterapia o alguien que nunca ha hecho ejercicio. En el transcurso de un día o de una semana particularmente especial tienes probabilidades de sentir algún tipo de dolor derivado del estrés. Tu vida está llena de desafíos, y éstos no van a cambiar. Del mismo modo, los atletas olímpicos, deportistas de ordenador, golfistas de fin de semana, ejecutivos agresivos y padres caseros van a encontrar en este libro una buena manera de contrarrestar el dolor donde y cuando aparezca.

Una buena salud es, para mi, un gran regalo. Es el momento de celebrar el fantástico funcionamiento de tu cuerpo y de prestarle atención diariamente a sus necesidades con *Dime qué te duele.*

Dolor muscular

Es completamente normal sentir ciertas molestias cuando realizas por primera vez algunos de los ejercicios Brill, ya que los movimientos estiran exageradamente los tejidos tensos y los desvían de su longitud habitual. Sin embargo, a lo largo del tiempo las molestias van disminuyendo, ya que, cuanto más estiras aquellos músculos tensos, más se endurecen. Si, a pesar de ello, persisten las molestias, realiza los ejercicios con más suavidad y hasta donde puedas.

Si no deja de dolerte un músculo, ponte una bolsa de hielo sobre la zona. El hielo actúa como antiinflamatorio, alivia los espasmos musculares y sirve de analgésico (el calor, en cambio, sólo es efectivo para los espasmos). Una bolsa de guisantes congelados es una herramienta helada excelente y flexible que se adapta fácilmente a cualquier parte de tu cuerpo. Envuelve la bolsa en una funda de almohada y déjala reposar en la zona afectada durante diez o quince minutos. Vigila que tu piel no se vuelva roja, pues éste es un síntoma de que el hielo la ha «quemado» por congelación. (Por ello, me he dado cuenta de que la funda de almohada es muy útil para prevenir quemaduras causadas por congelación.)

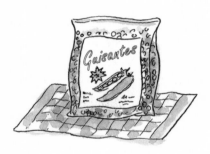

Las molestias leves no tienen por qué preocuparte. Sin embargo, deberías dejar de hacer cualquier ejercicio que te cause dolor o que se irradie hacia tu pierna o rodilla. Consulta a tu médico o a tu fisioterapeuta si el dolor es cada vez más intenso, si se prolonga durante dos o más semanas, o si se irradia hacia tu brazo o pierna. Probablemente, padeces una afección que requiere intervención médica. Aparte del dolor irradiado, existen otros síntomas que requieren una revisión médica:

- Dolor constante.
- Dolor que te despierta por las noches.
- Hinchazón o rojez en una zona de tu cuerpo.
- Adormecimiento o debilidad grave en los dedos de las manos o de los pies.
- Cualquier dolor que persista más de dos semanas.

2　Brill, la gallina muerta

En esta versión se añade el estiramiento de cuello, que contrarresta nuestra costumbre de tener la cabeza caída y desviada de cualquier postura correcta:

- Levanta la barbilla, desplaza la cabeza hacia atrás y deja la nuca estirada.
- Saca pecho y levántalo, de manera que se junten los omoplatos.
- Dobla los brazos hacia arriba, gira las manos e impúlsalas hacia atrás, hasta llegar a la altura de la espalda, con los codos pegados al torso y las palmas de las manos hacia fuera.
- Con la cabeza todavía hacia atrás, estírala más aún hasta que puedas mirar el techo. Cuenta hasta diez y relaja.

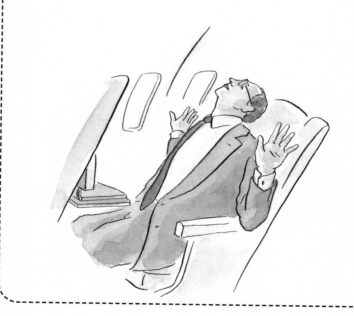

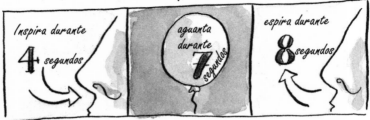

Fases de respiración nasal

Inspira durante 4 segundos · aguanta durante 7 segundos · espira durante 8 segundos

Respira profundamente y enseguida te sentirás mejor

Antes, incluso, de empezar estos ejercicios, puedes regalarte un momento para respirar profundamente, y acto seguido te sentirás relajado. De este modo, serás capaz de oír mejor y de prestar mayor atención a lo que hagas, ya que tus células reciben el oxígeno necesario para funcionar correctamente. (Si te has dado cuenta alguna vez de que el dolor desaparecía después de hacer ejercicio aeróbico, era precisamente por esto: cuando una actividad le exige a tu corazón bombear más sangre por todo tu cuerpo, incrementas la demanda de oxígeno, y el oxígeno ayuda a que funcione cada célula del cuerpo.)

Y acuérdate de respirar por la nariz. Hay una técnica fácil para acordarse. Yo siempre les digo a los pacientes: «Tú no comes por la nariz; por tanto, no respires por la boca». Existen razones prácticas para respirar por la nariz: la nariz filtra y calienta el aire para que tus pulmones se acostumbren más a él.

Cada vez que necesites relajarte, haz lo siguiente:

- Mientras estás sentado o tumbado, coloca las palmas de tus manos sobre el estómago.
- Inspira muy profundamente por los orificio nasales y cuenta en silencio hasta cuatro. Siente con las manos tu estómago hinchado.
- Aguanta la respiración mientras cuentas en silencio hasta siete.
- Espira por tus orificios nasales contando hasta ocho. Notarás que tus manos descienden a la par que se desinfla tu estómago.

Nota de la autora

Siempre inicio los ejercicios de cada capítulo con la explicación del primer ejercicio en todas las posiciones (de pie, sentado o tumbado). La razón es la siguiente: siempre comienzo por el ejercicio que considero más útil para la mayoría de pacientes.

Si este primer ejercicio no te alivia enseguida, ves al siguiente. De hecho, no pasa nada por hacer todos los ejercicios Brill de un capítulo. Si los haces todos se te va a fortalecer mucho más rápidamente la zona dañada. Y esto significa que sufrirás menos dolor en el futuro.

Por varios motivos, he explicado en las instrucciones cómo se hacen algunos de los ejercicios en el lado derecho del cuerpo, y otros ejercicios en el lado izquierdo, pero está claro que tienes que adaptar las instrucciones a la zona que padezca el dolor o el achaque. Recuerda, sin embargo, que la mayoría de los ejercicios Brill pueden beneficiar a ambos lados del cuerpo. De modo que, aunque sólo te duela uno, también tendrás que practicar los ejercicios en el otro lado; si haces esto podrás compararlos y conseguirás un incentivo extra que te ayudará a prevenir lesiones futuras.

Capítulo i

Tu cabeza

Si eres uno de los millones de personas que tiende a quedarse sin jugar en el equipo por un dolor de cabeza atroz, ya es el momento de cambiar la situación. Aunque mucha gente piense que el dolor de cabeza es la consecuencia habitual e inevitable del estrés, el dolor de cabeza no tiene por qué ser algo normal en ti. Tengo una lista de opciones rápidas de tratamiento que han conseguido, en la mayoría de mis pacientes, hacer desaparecer al instante el dolor de cabeza derivado del estrés. Y también pueden hacerlo contigo.

Si practicas las técnicas sencillas de este libro, podrás controlar y aliviar los dolores de cabeza en cuanto sientas que empiezas a notar los síntomas. No hay necesidad de tener que esperar al efecto de un medicamento sin receta médica para combatirlo si puedes obtener alivio instantáneo sin ningún tipo de medicación.

Mis técnicas funcionan porque están basadas en un análisis de la manera en que el estrés afecta a los músculos que soportan la cabeza y provoca dolores de cabeza de origen mecánico. Cuando estás bajo estrés, tiendes a tensar los músculos de cuello, cráneo y cara. Estos músculos en tensión pueden causar compresión vascular y compresión nerviosa. La compresión vascular consiste en que los vasos sanguíneos se compriman y no pueden aportar la cantidad de oxígeno suficiente a las células. La compresión nerviosa se origina cuando los impulsos eléctricos dirigidos a los músculos son insuficientes e inhiben la función muscular.

Sin embargo, el estrés emocional no es la única razón de los dolores de cabeza de origen mecánico. Los músculos tensos que originan los ya conocidos «dolores de cabeza mecánicos» también derivan del hecho de pasar mucho tiempo en una postura que fuerza tu cabeza y la desvía de lo que llamamos «buena postura». En una buena postura, la cabeza se asienta directamente sobre el cuello y conforma una alineación vertical y relajada, que sigue la forma suave en S de toda la columna vertebral, con su curvatura en el cuello, en las cervicales y en las lumbares. Si se mantiene esta posición, la cabeza estará soportada correctamente por todas las vértebras situadas inmediatamente debajo de ésta —las vértebras del cuello (la espina cervical) y las vértebras dorsales (la espina dorsal), así como las vértebras lumbares y las vértebras sacras— sin descartar, por supuesto, los músculos y ligamentos que articulan estas vértebras. La cabeza necesita todo el soporte posible porque pesa entre cuatro kilos y medio y cinco kilos y medio —el peso de una bola de jugar a bolos.

Desafortunadamente, tu cabeza tiende a verse privada de un soporte adecuado durante largos períodos de tiempo, ya que la sometes a posturas forzadas que la alejan de una buena posición. Si, por ejemplo, pasas mucho tiempo al teléfono, con la cabeza inclinada para mantenerlo fijo entre la oreja y el hombro («abrazo de teléfono»), estás desviando tu cabeza de la buena posición. Si pasas mucho tiempo con la cabeza muy inclinada y las orejas muy avanzadas a los hombros —postura que adoptan millones de personas diariamente mientras miran a la pantalla del ordenador o a sus documentos— tu cabeza no obtendrá el soporte que necesita. Cualquier postura que aleje tu cabeza de su buena posición durante un largo período de tiempo puede producir dolores de cabeza debido a la gran contracción muscular que se desencadena y a la compresión vascular y nerviosa que deriva de esta contracción muscular.

Existe otro tipo de compresión nerviosa que también desemboca en dolor de cabeza. Algunos de los doce nervios craneales, que tienen su origen en el cerebro y son los responsables de muchas funciones (que incluyen los sentidos especiales de la vista, el oído, el olfato y el gusto) pasan por los pequeños surcos situados en la base del cráneo. Si estos nervios quedan comprimidos a causa de una desviación de la buena postura de la cabeza, tales nervios pueden originar, también, dolores de cabeza.

Aliviar tu dolor de cabeza probablemente no es tan sencillo como devolver tu cabeza a su buena postura. Si la cabeza ha permanecido en una posición forzada durante mucho tiempo, se pueden estirar los tejidos, ya tensos, lo que lleva al dolor común detrás de la cabeza o a la parte de arriba de la oreja o del ojo de un lado de la cara. Incluso el cuero cabelludo puede tensarse y causar molestias. Éste es el motivo por el que he ideado un ejercicio Brill llamado deslizamiento del cuero cabelludo (ejercicio 7), que alivia la tensión de éste.

Los dolores de cabeza no son los únicos problemas que derivan de una alineación ineficaz. Ésta también puede causar dolor a largo plazo, ya que, si la cabeza pasa mucho tiempo en una posición forzada, es como si añadieras un peso de más de cuarenta y cinco kilos a las vértebras que la soportan. Este peso comprime los discos vertebrales de las cervicales y, como consecuencia, provoca un desgaste natural en la primera vértebra cervical (el atlas). Si no corriges estas deformaciones de la alineación natural de la cabeza con movimientos en la dirección opuesta, probablemente sufrirás una degeneración prematura de la columna. Los ejercicios Brill te ayudarán a prevenir el dolor a largo plazo.

Sin embargo, los ejercicios Brill persiguen, sobre todo, el alivio inmediato del dolor. La mayoría de ejercicios que recomiendo para el dolor de cabeza se centran en mantener una postura que estire los músculos de la parte superior del cuello y equilibre las posturas incorrectas con las que hemos permanecido durante mucho tiempo. Estos ejercicios alivian la compresión en la parte superior del cuello, ya que ayudan a restaurar la máxima circulación sanguínea posible y la función nerviosa, por lo que encuentro que ésta es la forma más efectiva de aliviar rápidamente los dolores de cabeza. Sin embargo, en ocasiones, este tipo de estiramiento no funciona y te conviene tensar todavía más los músculos y aguantar la cabeza en una postura extremadamente desviada hasta que el músculo finalmente se relaja (ver ejercicio 12: protrusión y retracción de cuello en posición decúbito prono, que describe ambos movimientos). Parece ilógico, pero puede resultar bastante efectivo.

Así que, prueba los ejercicios Brill y mira cuál es el más adecuado para ti. No dejes que un dolor de cabeza te supere; elimínalo rápidamente y continúa con tu vida.

Alivio instantáneo para el dolor de cabeza tensional

Si, como tantos millones de personas, eres de lo que aprietan los dientes o fruncen el ceño cuando están estresados, sufrirás dolores de cabeza tensionales y padecerás, también, dolor o rigidez de mandíbula.

Se presentan varios ejercicios rápidos que pueden relajar el movimiento de presión y de fruncimiento, y pueden realizarse tanto si estás sentado, como si estás de pie o tumbado. Otros ejercicios de este capítulo trabajan directamente sobre los músculos de los ojos, sobre el cuero cabelludo y sobre los senos del cráneo, que son otra fuente de dolor de cabeza.

3   Presión de lengua

La mandíbula, que actúa de bisagra, puede abrirse y cerrarse gracias a sus músculos. Estos músculos se unen a los laterales de las vértebras superiores que están situadas en el cuello, justo detrás de las orejas. Cuando estos músculos se desequilibran —por dormir sobre un lado del cuerpo o por un mordisco mal dado, que podría haber sido causado por una corona rota, un empaste desnivelado, un rechinamiento de dientes o por el hecho de morderte las uñas— vas a notar el impacto en tu mandíbula.

Este ingenioso movimiento beneficia los músculos de la mandíbula mediante el uso de la lengua como muelle para alinear las articulaciones en bisagra de la mandíbula con el fin de que se puedan abrir y cerrar con normalidad y, de este modo, los músculos vuelvan a trabajar simétricamente.

- Ponte en posición recta, tanto si estás de pie como sentado, con la cabeza hacia delante, o estírate boca arriba mirando al techo.
- Relaja la mandíbula y la boca.
- Sitúa la lengua detrás de los dientes superiores y empuja la punta contra el paladar.
- Abre y cierra la boca diez veces con la punta de la lengua empujando el paladar.

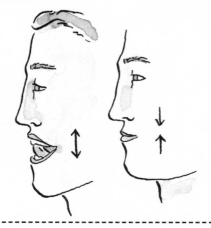

4   Tirón de orejas

Te costará creerlo, pero este movimiento relaja la mandíbula tensa a través del estiramiento de los tejidos que tienden a contraerse y tensarse en el punto donde la oreja se une con el cuello. Este «tirón» relaja los músculos desde la parte trasera hasta la parte delantera del cuello. También alivia la presión en el oído interno causada por los dientes rechinantes o por la costumbre de apretar la mandíbula. Si tienes las orejas cansadas de «volar», este tirón va a descomprimir la presión que sufren.

- Ponte en posición recta, tanto si estás de pie como sentado, con la cabeza hacia delante, o estírate boca arriba mirando al techo.
- Sujeta cada lóbulo de la oreja con el dedo índice por dentro y el pulgar por fuera.
- Tira de ellas suavemente hacia arriba y hacia abajo, y mantenlas así diez segundos.

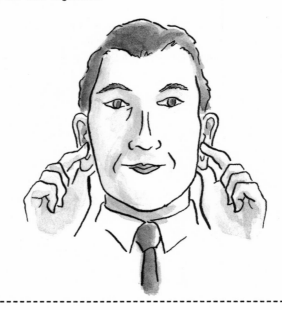

5   Distensión de mejillas

Si te rechinan los dientes o tienes tendencia a sufrir dolor de cabeza en el seno frontal, así como tensión en la mandíbula, este movimiento relajará los músculos bucinadores, aquellos músculos succionadores de tus mejillas que mantienen la comida en los dientes mientras masticas. Cuando lo hagas, te acordarás de cuando ibas al colegio y hacías aquella mueca detrás de la espalda de alguien. Ahora, en cambio, la puedes hacer con fines prácticos.

■ Ponte en posición recta, tanto si estás de pie como sentado, con la cabeza hacia delante, o estírate boca arriba mirando al techo.

■ Coloca cada dedo índice dentro de su respectiva mejilla.

■ Estira suavemente las mejillas hacia fuera, sin abrir demasiado los labios, y respira profundamente. Espira el aire lentamente mientras cuentas en silencio hasta diez.

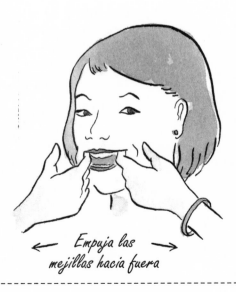

← Empuja las →
mejillas hacia fuera

6   Rotación de lengua

Si se te quiebra la voz o el tono te decae cuando estás nervioso, prueba con este ejercicio, ya que refuerza los músculos que se unen a la lengua, así como los músculos de la parte frontal del cuello que soportan la lengua y, por tanto, influyen en tu habla.

Cuando hagas este ejercicio por primera vez, te darás cuenta de que es más fácil hacerlo en una de las direcciones. Éste es un claro signo de que los músculos de ambos lados del cuello y la lengua se encuentran desequilibrados en cuanto a su longitud y potencia.

- Ponte en posición recta, tanto si estás de pie como sentado, con la cabeza hacia delante, o estírate boca arriba mirando al techo.
- Saca la lengua.
- Mueve la lengua en rotación alrededor de tus labios cinco veces hacia una dirección y cinco veces hacia la otra.

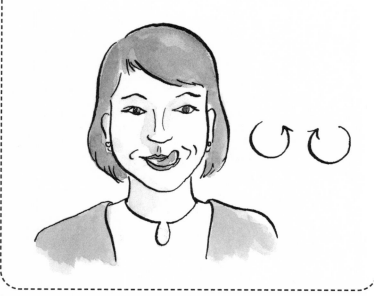

7   Desplazamiento de cuero cabelludo

Hay una manera de reducir la tensión en el tejido conectivo que se encuentra entre los músculos frontales y traseros del cuero cabelludo. Cuando frunces el ceño, se tensan los músculos traseros del cuero cabelludo. Si haces este movimiento de desplazamiento, estirarás los músculos que se extienden desde la frente hasta el cuero cabelludo, así como aquellos que van desde la parte trasera de la cabeza hasta el cuero cabelludo.

- Ponte en posición recta, tanto si estás de pie como sentado, con la cabeza hacia delante, o estírate boca arriba mirando al techo.
- Apoya las manos en la parte superior de la frente con los dedos tocando cada extremo del cuero cabelludo.
- Con las manos, desplaza la carne del cuero cabelludo que cubre el cráneo hacia delante y hacia atrás. Repítelo diez veces.

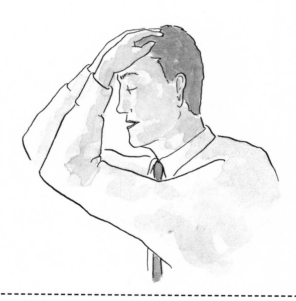

8   Masaje circular de frente

Este movimiento no sólo alivia el dolor de cabeza tensional, sino que también es fantástico para contrarrestar la vista cansada, para desatascar los senos obstruidos y para liberar la tensión de la frente. Si pasas muchas horas haciendo trámites burocráticos o conectado al ordenador, este ejercicio es para ti.

- Ponte en posición recta, tanto si estás de pie como sentado, con la cabeza hacia delante, o estírate boca arriba mirando al techo.
- Coloca el dedo índice y el dedo corazón de cada mano encima de las cejas y muévelos lentamente.
- Haz rodar la piel bajo tus dedos hacia la derecha y cuenta hasta diez.
- Haz rodar la piel bajo tus dedos hacia la izquierda y cuenta hasta diez.

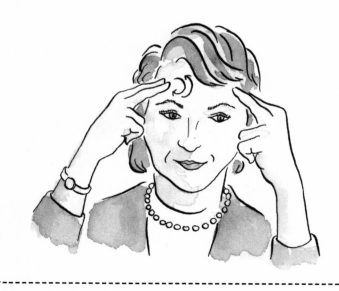

Relajadores del cansancio ocular

Para entender por qué sufres cansancio ocular, imagínate que tus retinas son pantallas y que los músculos de los ojos son focos. Los músculos se encargan de coordinar las funciones oculares para que tu visión pueda fijarse en cada objeto. Sin embargo, cuando, por ejemplo, pasas mucho tiempo leyendo con los ojos hacia abajo, acortas y tensas ciertos músculos del ojo. O, si tienes que girarte hacia un lado para visualizar la pantalla del ordenador o estiras el cuello en un intento de acercarte a ella, estas posturas van a debilitar otros músculos del ojo. Por eso, siempre recomiendo que coloques la pantalla de forma que mire directamente hacia ti, a una distancia de un brazo. Si colocas las hojas en una superficie inclinada en lugar de situarlas en una posición plana frente a ti, vas a conseguir, también, fortalecer los músculos oculares, con la ventaja añadida de fomentar la buena postura.

Entretanto, si has intentado leer la letra pequeña de los formularios de la declaración de la renta o has forzado la vista para ver la pantalla del ordenador, o has estado sentado mientras veías el duodécimo capítulo de una serie, prueba estos ejercicios aliviadores del cansancio muscular. Conseguirán que fortalezcas los cinco músculos oculares necesarios para incorporar las imágenes a la retina de manera eficiente.

9 Calistenia ocular (ascendente)

- Ponte en posición recta, tanto si estás de pie como sentado, con la cabeza hacia delante, o estírate boca arriba mirando al techo.
- Eleva los ojos hacia arriba hasta que sientas un ligero dolor. Aguanta un segundo o dos en esta posición. Ahora devuelve los ojos a su posición normal.
- Repite cinco veces el movimiento ascendente de ojos y relaja.
- Cierra los ojos y cuenta hasta cinco.

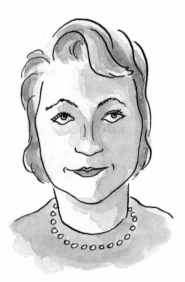

10 Calistenia ocular (diagonal)

- Ponte en posición recta, tanto si estás de pie como sentado, con la cabeza hacia delante, o estírate boca arriba mirando al techo.
- Eleva los ojos y desplázalos hacia la derecha y después, desciéndelos y desplázalos hacia la izquierda. Repítelo cinco veces.
- Eleva los ojos y desplázalos hacia la izquierda y después, desciéndelos y desplázalos hacia la derecha. Repítelo cinco veces.
- Junta las manos y friégalas enérgicamente hasta que se calienten.
- Cierra los ojos y pon tus manos calientes sobre ellos.
- Gira los ojos hacia detrás dentro de la cabeza (notarás como se retraen en las cuencas).
- Mantén esta posición durante diez segundos y deja que los músculos se recuperen.

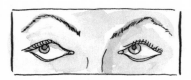

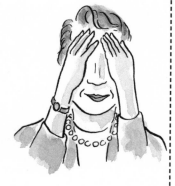

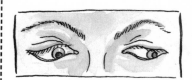

11 Limpieza de senos

Los senos congestionados duelen, y también causan dolor de cabeza. Existen diferentes razones por las que tus cuatro senos se congestionan. El constipado común es uno de los culpables. Los agentes contaminantes, irritantes, el polen, los ácaros del polvo, la caspa de los animales domésticos, el moho y el mildiu son otras posibles causas. Para ayudar a vaciar los senos, prueba con aplicarte alternativamente compresas frías y calientes durante cinco minutos. Beber agua caliente con limón también ayuda a destaponar la congestión. Evita los alimentos con lácteos y el azúcar, pues pueden provocar la aparición de mucosa.

Si padeces dolor de senos, que se agrava cuando estás estresado, prueba lo siguiente:

- Ponte en posición recta, tanto si estás de pie como sentado, con la cabeza hacia delante, o estírate boca arriba mirando al techo.
- Sitúa el dedo índice y el dedo corazón de cada mano debajo de los ojos y dibuja círculos suavemente hacia la nariz diez veces.

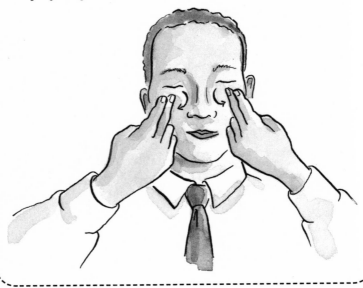

12   Protrusión y retracción de cuello en posición decúbito prono

- Estírate boca abajo y apóyate en los codos (me gusta llamar a esta postura «la postura de los dibujos animados» porque así es como ven la televisión los niños).
- Llévate las manos a la cara de manera que las muñecas toquen el final de la barbilla y los dedos descansen en las mejillas.
- Respira profundamente.
- Estira la cabeza hacia delante todo lo que puedas (fase de protrusión) y cuenta hasta diez. Espira.
- Respira profundamente.
- Devuelve la cabeza a su posición normal, desciende ligeramente la barbilla (fase de retracción) y cuenta hasta diez. Espira.
- Si disminuye el dolor de cabeza como respuesta a estos ejercicios Brill, pero no desaparece completamente, aguanta sesenta segundos en la postura que te ha proporcionado alivio.

Fase de retracción

Fase de protrusión

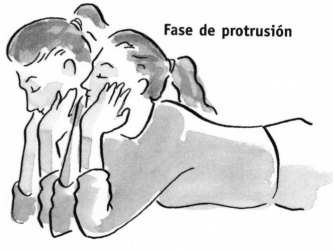

49

Una creación magnífica

El increíble cuerpo humano posee:

- 310 huesos.
- 650 músculos (aproximadamente).
- 33 vértebras.
- 31 pares de nervios raquídeos.
- 2 nervios craneales.
- Siete metros de intestino.

¿No es impresionante lo bien que trabajan en conjunto todas las partes? Aunque no siempre. Necesitan, por encima de todo, trabajar juntas en equilibrio y armonía, y de eso tratan los ejercicios de este libro.

Tu cuerpo es un regalo absolutamente divino. ¡Cuídalo sabiamente!

Capítulo 2

Tu cuello

Si el estrés ataca a tu cuello, no eres, desde luego, el único. Quizá por ello la expresión «dolor de cuello» forme parte de nuestro lenguaje habitual. Si a menudo tu cuello se encuentra tan tenso y rígido que no puedes girarte, ni inclinar la cabeza ni levantarla sin hacer un gesto de dolor, esta sección está especialmente diseñada para ti. Sin embargo, antes de explicarte los ejercicios Brill para el cuello, tengo algunas normas lógicas que pueden ayudar. Primero, deja de ir encorvado. Si sientes dolor, el hecho de sentarte y caminar recto puede contribuir en gran medida a aliviar la tensión que acumulas en el cuello. Toma, también, frecuentes descansos para estirarte, sobre todo si pasas muchas horas leyendo o trabajando con el ordenador. Y si realizas movimientos rotativos con la cabeza; es decir, dibujas círculos con el fin de aliviar el dolor, ¡deja de hacer eso! Este movimiento tiende a comprimir las vértebras del cuello, lo que pincha los nervios e irrita tu cuello todavía más. En cuanto a los masajes de cuello, éstos te proporcionan, como mucho, un alivio pasajero. Necesitas algo más duradero.

Los ejercicios Brill de cuello son movimientos demostrados que están diseñados especialmente para disminuir esta tensión y para aliviar tu particular «dolor de cuello» tan pronto como aparezca. Lo consiguen porque ayudan a corregir las desalineaciones del cuello que se producen con tanta frecuencia debido a la flexibilidad natural de la estructura del cuello.

El cuello, desarrollado con el fin de realizar ocho movimientos distintos, es la parte más móvil de la columna. Los movimientos de cuello incluyen:

- Flexión y extensión (la cabeza puede caer hacia delante y hacia atrás).
- Rotación (la cabeza puede girar hacia la derecha y hacia la izquierda).
- Inclinación hacia un lado (la cabeza puede caer hacia la derecha y hacia la izquierda).

Los movimientos combinados de la parte superior y la parte inferior del cuello permiten otras posturas útiles:

- Prolongación (la parte posterior del cuello se extiende mientras que la inferior se relaja).
- Retracción (la parte posterior del cuello se flexiona mientras que la inferior se extiende).

Cuando el cuello está alineado, la articulación de la carilla vertebral, que es el punto de contacto de cada vértebra, y el disco (el tercer punto de contacto) se encuentran en un equilibrio correcto. Sin embargo, como consecuencia de la enorme movilidad del cuello, resulta fácil adoptar posturas en desequilibrio que pueden conducir a molestias y deformidades. Por ejemplo, si pasas mucho rato sentado en una larga y tensa reunión con el cuello sobresalido y en una posición forzada, comprimes las vértebras y los vasos sanguíneos que las riegan. Durante esta reunión probablemente vas a tensar los músculos del cuello —una respuesta que se da a menudo cuando están estresados—, y éstos se cebarán con los nervios interiores, ya que van a interferir en su capacidad de suministrarles impulsos eléctricos. De cualquier modo, vas a sufrir dolor.

Como fisioterapeuta, evalúo la causa del dolor de cuello de un paciente, así como su nivel de gravedad, con la finalidad de clasificarlo en uno de los tres síndromes dolorosos que conllevan lo siguiente si no se corrigen:

1. Dolor *postural,* que proviene de problemas relacionados con tu manera de sentarte, de estar de pie y de dormir. Si no se solventan, las malas posturas pueden conducir a:
2. *Disfunción* (dolor y arco de movilidad limitado). Esto ocurre cuando:
   ▪ Una articulación se encuentra atascada en una posición y no puede salir de ella.
   ▪ Los espasmos desencadenan dolor muscular.
   ▪ El tejido cicatrizal se forma alrededor de la raíz de un nervio y provoca dolor. (Esto se convierte, a menudo, en el origen del síndrome del túnel carpiano.)
   Si no se trata, esta disfunción puede llevar a:
3. *Lesiones.* Todas las lesiones se dan en el interior o alrededor de una articulación. Incluyen enfermedades degenerativas de articulaciones o discos; un cartílago, ligamento o músculo se desgarra o un disco se hernia —lo que significa protrusión o prolapso— o peor aún: roturas, a partir de las cuales las partes fragmentadas se quedan atrapadas entre el nervio y la vértebra.

Para detener un sufrimiento innecesario y aliviar este dolor de cuello, empieza ahora mismo a hacer los ejercicios Brill. Observarás que he incluido unas variantes de los dos ejercicios de la gallina Brill sobre la retracción de cuello (ejercicios 1 y 2, ver Introducción). La protrusión restablece el equilibrio de los músculos del cuello, alinea los discos vertebrales, proporciona la máxima circulación sanguínea desde el corazón hasta el cerebro y permite el flujo óptimo de electricidad a través de los nervios hasta llegar a los órganos y extremidades —tal y como se evidencia en cuanto recuperas la fuerza después de realizar un movimiento de protrusión.

Los ejercicios 13 a 18 —todos son variantes de los ejercicios de la gallina Brill— operan bajo los mismos principios que los ejercicios 1 y 2.

La protrusión más sencilla —la manera clásica— va en primer lugar porque he pensado que los episodios más graves de dolor de cuello responden a ella bastante bien. Los ejercicios siguientes son más intensos y especialmente útiles para los cuellos agarrotados y los problemas más persistentes de cuello, sobre todo aquellos que duran más de tres meses.

No tienes que esperar a que te sobrevenga un dolor repentino para hacer estos ejercicios tan beneficiosos. Realizarlos a lo largo del día es una magnífica forma de prevenir los esguinces de cuello causados por el estrés de la vida diaria. Así que, empecemos por aliviar —o incluso mejor, prevenir— este dolor de cuello.

13 Retracción de cuello (manera clásica)

Si haces este movimiento y sus variantes, vas a descomprimir los nervios que parten del cráneo y les vas a permitir que emitan el máximo grado de impulsos eléctricos a los músculos del cuello. Las retracciones de cuello también restablecen la longitud normal de los músculos, que a menudo se vuelven cortos y tensos como consecuencia de la mala postura.

■ Ponte en posición recta, tanto si estás de pie como sentado, con la cabeza hacia delante.

■ Levanta la barbilla y deja caer la cabeza hacia atrás, de modo que la nuca quede estirada y las orejas se sitúen detrás de los hombros (la papada resultante es temporal).

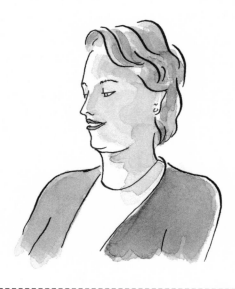

14   Estiramiento con una toalla

Si te levantas con el cuello agarrotado, este ejercicio Brill es una manera rápida de ayudarte a movilizar las vértebras responsables de producir tensión sobre la parte posterior de los hombros y las cervicales. El movimiento también ayuda a prevenir la osteoporosis y a eliminar la antiestética joroba (como el personaje de Nôtre-Dame) que deriva de la mala postura crónica. Puedes hacer este ejercicio en cuanto salgas de la ducha.

- Ponte de pie, en posición recta, con la cabeza hacia delante.
- Coge una toalla de baño, dóblala hacia delante y deja caer uno de los lados medio centímetro más largo.
- Agarra cada uno de los extremos de la toalla, y cúbrete la nuca y la base de la nuca con ella.
- Levanta la barbilla y deja caer la cabeza hacia atrás, de modo que la nuca quede estirada y las orejas se sitúen detrás de los hombros. Haz fuerza con el cuello hacia atrás a la vez que empujas la toalla hacia delante y haces resistencia con ella.
- Repítelo diez veces.

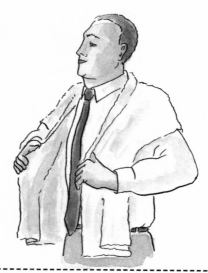

15   Retracción de cuello y presión de barbilla

Usar los dedos para crear un exceso de tensión ayuda a agilizar la movilidad total, tanto de la parte superior del cuello como de la parte inferior, por lo que contrarrestamos la rigidez. Cuando flexionamos al máximo la parte superior del cuello, los dolores de cabeza desaparecen; si incentivamos la extensión de las cervicales, reducimos las tan comunes hernias discales.

- Ponte en posición recta, tanto si estás de pie como sentado, con la cabeza hacia delante.
- Levanta la barbilla y deja caer la cabeza hacia atrás, de modo que la nuca quede estirada y las orejas se sitúen detrás de los hombros.
- Presiona tu barbilla con el dedo índice.
- Cuenta hasta diez.

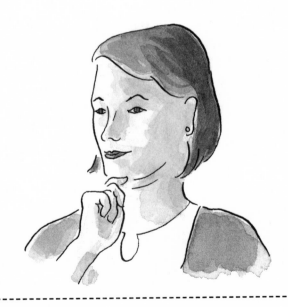

16   Retracción de cuello con resistencia

Este sencillo movimiento se centra en las cervicales, una zona que siempre presenta disfunción.

- Ponte en posición recta, tanto si estás de pie como sentado, con la cabeza hacia delante.
- Entrelaza fuertemente las manos y sitúalas detrás de la cabeza (no en la nuca).
- Levanta la barbilla y empuja la cabeza hacia atrás contra tus manos durante diez segundos.

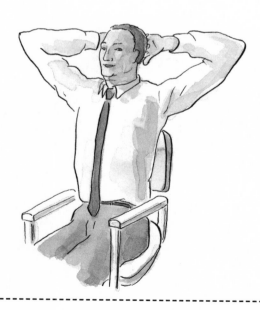

17 Retracción de cuello con extensión

Para hacer este ejercicio debes elevar el pecho cuando gires la cabeza hacia atrás, y de este modo no sentirás ningún mareo. Esto te va a ayudar a combatir los pinzamientos en las arterias vertebrales, las cuales realizan un giro de 90 grados con relación a las regiones superiores de ambos lados del cuello. Si igualmente te mareas, deja inmediatamente de hacer el ejercicio. El mareo es una señal de que debes comunicar el problema a un médico.

- Ponte en posición recta, tanto si estás de pie como sentado, con la cabeza hacia delante.
- Levanta la barbilla y deja caer la cabeza hacia atrás, de modo que la nuca quede estirada.
- Levanta el pecho y, al mismo tiempo, deja caer la cabeza hacia atrás (imagina que tu corazón quiere tocar el techo).
- Cuando tengas la cabeza tan inclinada que puedas ver el techo, mantén esta posición durante diez segundos.

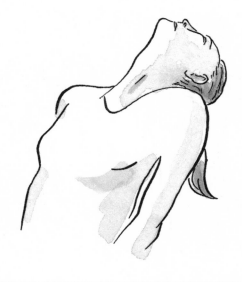

18   Flexión de cuello

Este movimiento permite realizar una flexión más completa, lo que contribuye a reducir la rigidez.

- Ponte en posición recta, tanto si estás de pie como sentado, con la cabeza hacia delante.
- Sitúa la cabeza hacia delante.
- Junta las manos detrás de la cabeza (¡en la nuca no!), de forma que los codos miren hacia fuera.
- Empuja la cabeza hacia el pecho con suavidad y firmeza.
- Cuenta hasta diez.

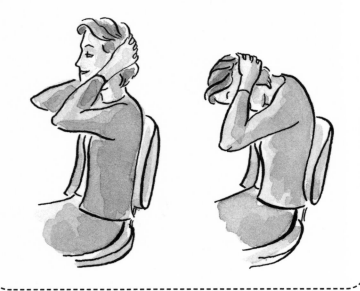

Inclinadores y fijadores del cuello

La capacidad de inclinar la cabeza y girarla de un lado a otro es una función muy importante del cuello. Intenta retroceder con el coche en una plaza o en un aparcamiento sin girar el cuello de manera eficaz —es difícil, además de, probablemente, peligroso. Giramos el cuello inconscientemente cientos de veces al día —hasta que un día sobreviene el dolor. La sobretensión de los ejercicios 19 y 20 permite incrementar el arco de movilidad y va a ayudar a prevenir la aparición del dolor.

El motivo por el que estos ejercicios te indican el «repetirlo en el lado izquierdo» se basa en asegurar que los músculos del cuello que trabajan cada vez que lo giras o inclinas la cabeza hacia los hombros estén en equilibrio. Vas a gozar, entonces, de cierta protección contra el daño producido cuando mantienes el cuello constantemente girado; por ejemplo, cuando miras hacia el monitor de tu ordenador que está situado en un lado del escritorio. Tales giros pueden producir desequilibrios en el cuello que van a desembocar en dolor, procesos degenerativos prematuros y escoliosis.

Test de fuerza

Para demostrar el casi milagroso fortalecimiento muscular que resulta de la retracción de cuello, intenta hacer lo siguiente con un amigo. Extiende hacia delante tu brazo derecho a la altura de los hombros, y pídele a tu amigo que te empuje el brazo suavemente hacia abajo, cada vez con más fuerza hasta que no puedas aguantar más la tensión y lo dejes caer. Repítelo en el otro lado y decide cuál es el brazo más fuerte. Seguidamente, haz una de las retracciones de cuello. Después de la retracción de cuello, repite el test de fuerza con tu amigo en el brazo más debilitado. Observa ahora cuánta potencia has ganado. La diferencia de fuerza que puede haber en la parte superior de tu cuerpo es enorme gracias a estas retracciones.

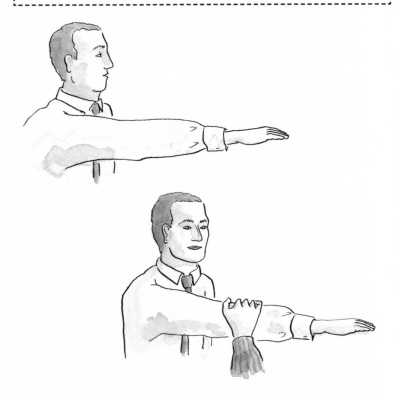

19   Inclinación de cuello hacia un lado

- Ponte en posición recta, tanto si estás de pie como sentado, con la cabeza hacia delante.
- Inclina la cabeza hacia la derecha y deja reposar la oreja sobre el hombro hasta donde puedas, sin hacer tensión.
- Cuenta hasta cinco.
- Repítelo en el lado izquierdo y cuenta hasta cinco.

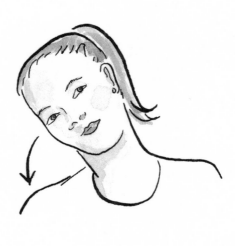

20 Inclinación de cuello hacia un lado con sobretensión

- Siéntate recto contra el respaldo de la silla.
- Sujeta el lado izquierdo de la silla con la mano izquierda.
- Inclina la cabeza hacia tu hombro derecho.
- Levanta el brazo derecho y coloca la mano en el lado izquierdo de la cabeza.
- Empuja suavemente con tu mano derecha la cabeza hasta sentir el cuello estirado.
- Cuando el cuello se haya estirado al máximo hacia la derecha sin hacer tensión, aguanta en esta posición durante cinco segundos.
- Repítelo en el lado izquierdo y cuenta hasta cinco.

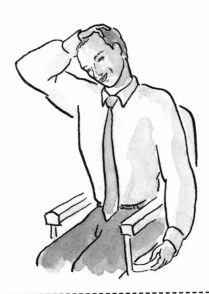

21 Protrusión y retracción de cuello en una almohada

Si te levantas con el cuello agarrotado, existe una manera rápida de aliviar tu malestar. Si colocas la almohada tal y como indica la ilustración, tu cabeza queda inclinada hacia delante, lo cual te ayuda a retraer más el cuello.

- Acuéstate con una almohada situada en la parte superior del cuello.
- Mantén la cabeza recta y la cara mirando hacia arriba.
- Empuja la cabeza contra la almohada y levanta la barbilla de modo que la nuca quede estirada y las orejas se sitúen detrás de los hombros.
- Repítelo diez veces.

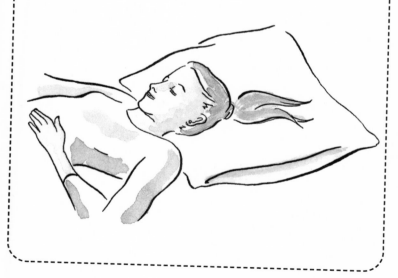

Capítulo 3

Tus hombros

La «defensa muscular», reacción fisiológica muy habitual al estrés, se manifiesta con frecuencia cuando encogemos los hombros hasta tocar las orejas. Este acto reflejo de protegernos contra el dolor ocasiona una gran reacción en cadena del sistema neurológico y ortopédico que culmina, finalmente, en dolor de hombros.

La característica *neurológica* que necesitas saber para entender tu dolor es que los nervios de las cervicales y el undécimo nervio craneal constituyen el grupo de nervios que llegan a los músculos de los hombros. Cuando la defensa muscular produce una compresión de los nervios del cuello entre las vértebras, los nervios que llegan a los hombros no pueden producir las descargas eléctricas de manera eficiente, por lo que los músculos del hombro, que trabajan para mantener la articulación alineada, no funcionan como deberían.

La característica *ortopédica* que necesitas saber es que la gran movilidad de la articulación del hombro (es la articulación más movible del cuerpo) lo convierte en particularmente vulnerable a los problemas de inestabilidad. Por tanto, si los músculos de soporte no funcionan apropiadamente, los hombros van a sufrir enseguida dolor, un arco de movilidad limitado y debilidad.

La defensa muscular es, sin embargo, uno de los muchos desafíos de los músculos que soportan la articulación del hombro y de la articulación del hombro en sí. Los movimientos repetitivos, como coger en brazos a un niño, pintar el techo, jugar al frontenis o levantar peso, pueden provocar que los músculos delanteros del hombro se tensen (sobre todo, el deltoides anterior, el bíceps, y el pectoral mayor y menor), de modo que van a dominar el movimiento de hombros a expensas de los músculos que pertenecen a la parte trasera de éstos, incluyendo el vasto trapecio y el músculo dorsal ancho. Incluso las actividades menos dinámicas, como pasar horas moviendo el ratón del ordenador con el brazo muy extendido frente a ti o sujetar el teléfono entre el hombro y la oreja durante una larga conversación, pueden desembocar en desequilibrios entre los músculos frontales y traseros del hombro, que van a alterar la relación de potencia y longitud que debe existir entre estos músculos para asegurar un movimiento apropiado de la articulación.

Cuando los músculos se encuentran en desequilibrio, la articulación de los hombros se desplaza hacia delante, fuera de su arco de movilidad, y no puede deslizarse, rodar o girar de manera normal. Esto va a repercutir sobre la capacidad de la articulación para mover el brazo sin ningún impedimento sobre tres planos de movimiento: extensión y flexión, abducción y aducción, y rotación hacia adentro y hacia fuera.

El dolor que sientes cuando los músculos que soportan el hombro no cumplen su función de mover los huesos de la articulación de manera fluida y controlada es el resultado de la desalineación de los huesos y de la fricción contra una o más de las otras estructuras que forman parte de la articulación, una bolsa, o incluso una cápsula articular.

Esto es lo que llamamos compresión, y provoca una respuesta de inflamación. Introduciré, pues, el sufijo latino *-itis*, que significa «inflamación» (como *tendinitis, bursitis* y *capsulitis*).

En los hombros, como en todas las articulaciones del cuerpo, los tendones unen el músculo al hueso. Los tendones, constituidos de tejido conectivo similar al de los ligamentos (que unen los huesos entre sí y actúan como limitadores pasivos del movimiento) son más flexibles y maleables que éstos. Sin embargo, a diferencia de los ligamentos, los tendones sí que se pueden inflamar cuando los huesos se friegan entre ellos. Si la resultante tendinitis persiste, puede dar lugar a espolones en los huesos, formaciones parecidas a los callos que son visibles a través de rayos X.

Las bolsas son sacos rellenos de líquido que se hallan en muchas de las articulaciones del cuerpo. Tanto en la articulación del hombro como en cualquier otra parte, actúan como cojines entre el hueso y el tejido fibroso (y facilitan el movimiento libre de fricción entre los músculos y los tendones mientras éstos tiran de los huesos). Cuando las bolsas están inflamadas, el resultado es la bursitis.

La cápsula articular del hombro está constituida de fibrocartílago, que protege la articulación. La inflamación de este cartílago puede dar lugar a una capsulitis adhesiva (también conocida como «hombro congelado»), lo que crea graves limitaciones en el arco de movilidad de los hombros y un dolor cada vez más intenso si no se trata. Tiende a afectar más a las mujeres que a los hombres y aparece sin síntomas aparentes. Sin embargo, he detectado un patrón de desequilibrio muscular en los pacientes con capsulitis adhesiva: en visión anterior (frontal) el grupo muscular tiende a ser corto y tenso, mientras que en visión posterior (trasera) el grupo muscular tiende a estar debilitado.

Lo que le ocurre a la articulación del hombro como resultado de un equilibrio muscular inapropiado es el dolor típico que padece cualquier articulación del cuerpo si los músculos que la sustentan y a los que va unida tiran de ella asimétricamente. La finalidad de los ejercicios Brill es conseguir que los nervios que van desde el cuello, a través de los músculos del hombro, propaguen sus impulsos correctamente, que los músculos queden reequilibrados y que la articulación recupere su eje normal de rotación. En ese momento, podrás mover el hombro sin dolor, de manera que puedas alcanzar su extraordinario arco de movilidad.

Cuanto más practiques los ejercicios Brill, menos posibilidades tendrás de padecer dolor y las articulaciones de los hombros estarán más protegidas. A largo plazo, estos ejercicios también pueden ayudarte a contrarrestar la aparición de enfermedades articulares degenerativas, como la artritis, y la formación de espolones en los huesos.

La próxima vez que el estrés, la ansiedad o el miedo te ocasionen defensa muscular, o que sufras los efectos de un movimiento repetitivo o de una postura del hombro en desalineación permanente, ya sabes qué debes hacer para obtener alivio inmediato. Así que empieza ahora mismo a hacer los ejercicios Brill.

El equilibrio lo es todo

Antes de hacer uno o más de mis ejercicios aliviadores de tensión como remedio para el dolor o la tensión en tus hombros, quiero formular una sugerencia que le resultará innecesaria a algunos: equilibra todo el peso que lleves. Si eres una de esas personas que siempre va muy cargada de grandes bolsas, portátiles, maletines, monederos, maletas...; llévalos en las dos manos o llévalos colgando de ambos hombros. No lleves una bolsa con tu mano derecha y te cuelgues la otra de tu hombro izquierdo. ¿Te acuerdas de todas esas veces en las que caminabas torcido hacia un lado, como si fueses la torre humana de Pisa? Un hombro va a quedar dolorido y no tiene por qué. Equilibra e iguala en peso lo que lleves, tus hombros te lo agradecerán.

Al contrario, si eres una de esas personas raras que llevan un solo objeto al día, equilibra el peso cambiándolo cada día para que un lado no sufra por exceso de uso. Por ejemplo, si sueles llevar siempre un bolso sobre tu hombro derecho, empieza a alternarlo con tu hombro izquierdo.

Otros consejos para reducir el dolor de hombros: alterna el lado sobre el que duermes y evita dormir boca abajo o con el brazo encima de la cabeza.

Finalmente, si levantas peso, consulta a un profesional para evitar el riesgo común de desarrollar en exceso los músculos dominantes y dejar de lado los músculos necesarios para una correcta alineación postural.

22 Círculos de hombro hacia atrás

Estos círculos de hombro hacia atrás contrarrestan el grupo muscular frontal dominante, los pectorales, bíceps y el deltoides anterior, que constantemente tiran de los hombros hacia fuera.

- Levanta los hombros.
- Hazlos girar hacia atrás.
- Déjalos caer y junta fuertemente los omoplatos entre sí.
- Hazlos girar hacia delante.
- Repite de manera continua el ejercicio diez veces.

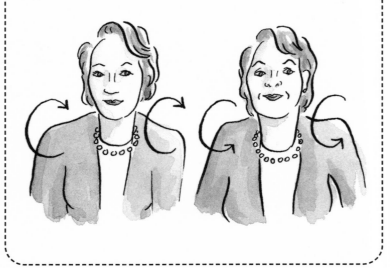

23   Cruz en el pecho

- Levanta el brazo derecho hacia delante, a la altura de los hombros.
- Desplaza el brazo hacia la izquierda, de modo que cruce tu pecho, y estíralo hasta donde puedas.
- Desplaza el brazo izquierdo por debajo del derecho y coloca la mano izquierda encima del brazo derecho.
- Empuja el brazo derecho hacia la izquierda y cuenta hasta diez.
- Repítelo con el brazo izquierdo.

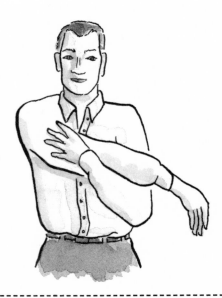

Pectorales tensos

Pasar mucho tiempo encorvado sobre una superficie de trabajo, tanto si se trata de un escritorio como de una estufa o un trabajo de reparación en casa, puede ocasionar que los músculos pectorales se vuelvan cortos y tensos. Esto, a su vez, puede desviar las articulaciones de los hombros de su alineación. Los ejercicios que van desde el 24 hasta el 27 te van a permitir alargar los pectorales hasta su longitud funcional, lo que ayudará a aliviar el dolor que aparece a corto plazo y a prevenir los problemas que derivan de la desalineación de las articulaciones de los hombros a largo plazo.

Si alargas los músculos pectorales, podrás empujar los hombros hacia detrás y adquirir una buena postura. La buena postura es primordial para fabricar masa ósea, y esto ayuda a prevenir la osteoartritis, a incentivar la respiración diafragmática, con el fin de conseguir una óptima respuesta de oxígeno, y a mejorar el peristaltismo (la contracción de músculos en forma de suaves ondas a través del tracto digestivo) con el fin de lograr una correcta digestión y expulsión. Por tanto, siéntate o levántate con la espalda recta y los hombros hacia atrás.

24   Estiramiento pectoral de 90 grados en una columna

Con este ejercicio vas a obtener alivio instantáneo del dolor de hombros que a menudo deriva de los pectorales tensos.

■ Ponte de pie, delante de una columna, con los pies separados de forma que queden a la altura de los hombros. Extiende el pie derecho a una distancia de unos 15 centímetros.

■ Levanta el brazo derecho para formar un ángulo de 90 grados respecto a la línea de tu torso, dobla el codo y coloca el antebrazo contra la pared, desde el codo hasta la palma de la mano.

■ Aléjate suavemente del brazo hasta que notes un estiramiento de los pectorales. Cuenta hasta diez.

■ Repítelo con el brazo izquierdo.

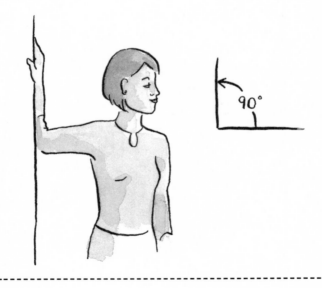

25 Estiramiento pectoral de 120 grados en una columna

- Sitúate de pie, delante de una columna, con los pies separados de forma que queden a la altura de los hombros. Extiende el pie derecho a una distancia de unos 15 centímetros.
- Levanta el brazo derecho para formar un ángulo de 120 grados respecto a la línea de tu torso, dobla el codo y coloca el antebrazo contra la pared, desde el codo hasta la palma de la mano.
- Aléjate suavemente del brazo hasta que notes un estiramiento en la región inferior de los pectorales. Cuenta hasta diez.
- Repítelo con el brazo izquierdo.

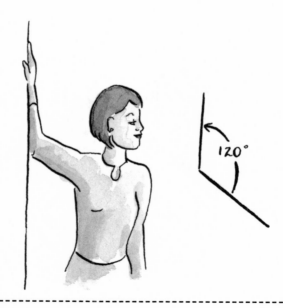

26   Estiramiento pectoral con las manos detrás de la espalda (sentado)

Levanta el ánimo con este estiramiento ingenioso.

- Junta las manos por detrás de la espalda.
- Levanta pecho.
- Con las manos unidas, levanta los brazos tanto como puedas mientras mantienes una postura erguida. Cuenta hasta diez.

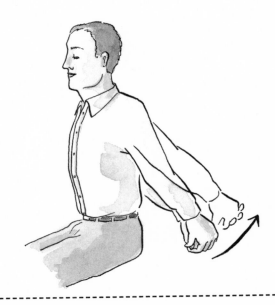

27 Tirón de brazo por detrás de la espalda

- Dobla el brazo derecho por detrás de la espalda con la palma hacia fuera.
- Sujeta el antebrazo derecho con la mano izquierda y empújalo hacia el lado izquierdo.
- Cuenta hasta diez.
- Repítelo con el brazo izquierdo.

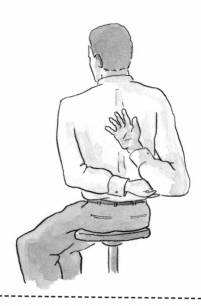

Te presento otro ejercicio beneficioso para el dolor de hombros. Con este ejercicio, usas el peso de tu brazo para «distraer» la articulación del hombro —es decir, para crear espacios en la articulación— y así alivias la compresión del cartílago gracias a la presión creada con el peso de un hueso sobre el otro. Se trata de una buena manera (a menudo prescrita tras una operación de cirugía) de garantizarle un arco de movilidad al hombro dañado.

- Apoya el lado dañado sobre un escritorio o sobre el respaldo de una silla.
- Deja colgando hacia abajo el otro brazo con el pulgar hacia fuera.
- Haz oscilar el brazo que cuelga en el sentido de las agujas del reloj mientras dibujas pequeños círculos durante cinco veces; después, hazlo oscilar cinco veces en el sentido contrario.

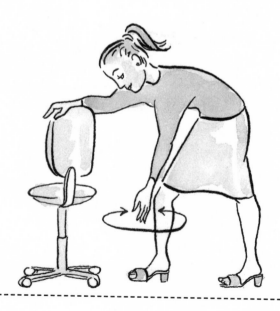

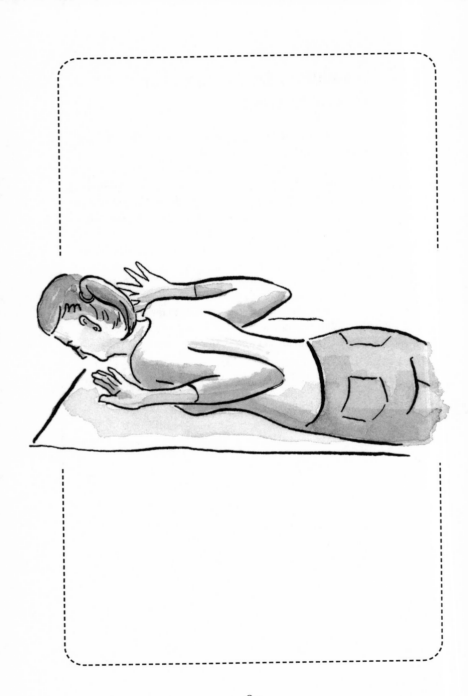

La gallina Brill en posición decúbito prono

La gallina Brill alarga los pectorales tensos, fortalece los músculos de la región de las cervicales que controlan los omoplatos y estira los músculos del cuello para descomprimir los segmentos de las cervicales. Tal y como viste en la introducción, puedes hacer el ejercicio Brill de la gallina tanto sentado como de pie, lo cual te va a garantizar un fantástico estiramiento. En esta versión del ejercicio en posición tumbada estiras los pectorales a la vez que fortaleces las cervicales como consecuencia de la resistencia a la gravedad. Esto se traduce en un gran fortalecimiento de la espalda y en una mejor postura cuando te sientas recto.

- Túmbate boca abajo.
- Levanta la barbilla, desplaza la cabeza hacia atrás y deja la nuca estirada.
- Saca pecho y junta los omoplatos.
- Dobla los brazos de modo que los codos queden pegados al torso, con las muñecas hacia detrás y las palmas hacia fuera, alejadas de tu cabeza.
- Levanta la cabeza, el pecho y los brazos del suelo o de la cama; cuenta hasta diez y respira suavemente.

Capítulo 4

Tus codos

Quizá los codos no sean lo primero que te viene a la cabeza cuando piensas en dolor (a no ser que te hayas dado un golpe en el no muy divertido hueso de la risa). Si te duelen, es el momento de observar estas articulaciones de manera diferente, ya que, en realidad, son una fuente potencial de un número de problemas que se manifiestan en otras partes del cuerpo y pueden afectar nuestras actividades diarias. Por ejemplo, si sacudes las manos o aprietas un objeto y esto te produce un dolor repentino, éste es un claro signo de que la articulación de tu codo no funciona correctamente. En función del nivel de gravedad, el dolor puede limitar tu capacidad de coger objetos, desde coger un bolígrafo hasta levantar una raqueta de tenis. Estas acciones pueden convertirse en imposibles.

La causa se puede localizar en los tres nervios de la mano —el radial, el mediano y el cubital— que son las tres ramas terminales del plexo braquial, el cual abastece a todos los nervios de las extremidades superiores. Estos nervios recorren el codo mientras proporcionan un mensaje sensitivo, que incluye las sensaciones de dolor, tacto, calor y frío en los antebrazos y manos, y producen impulsos eléctricos a los músculos que controlan el movimiento en estas partes del cuerpo.

Los nervios cercanos a la superficie de la piel no cuentan con la protección del tejido graso. Por este motivo, se pellizcan fácilmente durante una de las muchas actividades rutinarias que llevamos a cabo con el antebrazo inclinado contra el borde puntiagudo de una mesa o escritorio durante un largo período de tiempo —actividades como escribir en un ordenador, escribir a mano o coser. La presión sobre estos nervios garantiza el sufrimiento de tus manos.

El nervio radial recorre el antebrazo por el lado del dedo pulgar. Estimula a los músculos que se extienden por el codo, la muñeca y el dedo pulgar. El dolor o la debilidad de estos músculos en lugares así indica una compresión del nervio radial. El problema puede proceder de cualquier lugar de la vía del nervio, desde el cuello hasta el dedo pulgar.

El nervio mediano estimula los músculos flexores del antebrazo, así como los cinco músculos de la mano. Atraviesa el canal entre los ocho huesos del carpo y los tejidos blandos de la muñeca. La debilidad en el dedo índice y corazón, en la parte interna del pulgar, así como en la mano, indica compresión del nervio mediano. La fuerza para coger objetos se ve comprometida.

El nervio cubital sigue la curva del pliegue que se encuentra debajo del pulgar, cerca de la superficie de la piel y en el interior de la mano. Es el transmisor del dolor del «hueso de la risa» y atraviesa el brazo por el lado del dedo meñique. Un dedo meñique debilitado significa que se ha producido un atrapamiento del nervio cubital en alguna zona de la vía de dicho nervio.

El atrapamiento o compresión nerviosa es un problema frecuente de los nervios radial, mediano y cubital, ya que existen muchas actividades (tales como hablar por teléfono con el hombro pegado a la oreja o escribir en el ordenador durante largos períodos de tiempo, sin mencionar los traumatismos cervicales) que pueden dar lugar al cicatrizado y la inflamación de las vainas nerviosas que provocan la compresión. Para asegurar que estos nervios no se comprimen, te ofrezco unos ejercicios Brill llamados «deslizamiento de nervios». Estos movimientos obligan a los nervios a moverse suavemente por las vainas que los rodean. Piensa que un nervio es como un hilo que corre a través de una caña sin tocar las paredes. El nervio en sí no tiene flexibilidad y no puede estirarse, mientras que la vaina que lo rodea goza de flexibilidad porque contiene colágeno y elastina. El deslizamiento nervioso ayuda a estirar la vaina.

El efecto combinado entre deslizamiento y estiramiento sirve para liberar el nervio de cualquier tipo de adherencia que lo obligue a quedarse pegado a la vaina o a algún tejido cicatrizal que se haya formado como consecuencia de una herida. Si el nervio queda liberado, su deslizamiento permite una buena transmisión eléctrica a los músculos. De este modo, los músculos que se encuentran alrededor del nervio realizarán bien sus funciones. Además, los vasos sanguíneos están muy cerca de los nervios, por lo que los movimientos deslizadores de nervios beneficiarán también la circulación sanguínea.

Los movimientos deslizadores de nervios son técnicas excelentes para olvidarte del dolor, el hormigueo y la debilidad de manos. Al mismo tiempo, te ayudarán a mover libremente las articulaciones del codo de modo que puedas extenderlo y flexionarlo, girar los antebrazos e incluso golpear una pelota de tenis o de golf sin sentir dolor de codo. La próxima vez que te duela el codo, vuelve a hacer estos ejercicios Brill para un alivio rápido.

30 Estiramiento de los músculos del tríceps

Los tríceps son los extensores principales del codo y del hombro, de modo que, garantízales este magnífico estiramiento que aliviará el dolor de codo.

- Levanta el brazo derecho en posición recta, cerca de tu oreja derecha.
- Dobla el codo y apoya la palma de tu mano derecha sobre tu espalda.
- Ahueca la mano izquierda sobre el codo derecho.
- Empuja el codo derecho en dirección al izquierdo hasta donde puedas. Cuenta hasta diez.
- Repítelo con el brazo izquierdo.

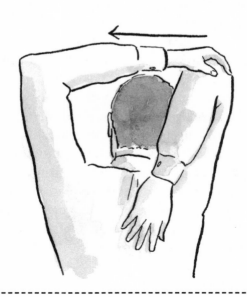

Estiramiento de las vainas nerviosas

Los ejercicios que van desde el 31 hasta el 33 son muy beneficiosos para los nervios cubital, mediano y radial, ya que estiran las vainas que los envuelven. Esto les da libertad para deslizarse por las citadas vainas, lo que restablece la fuerza en las manos, mejora la circulación sanguínea y alivia la sensación de hormigueo.

31 Deslizamiento del nervio cubital (hombre-pájaro)

Este movimiento parece raro, pero ayuda a restablecer la presión de los nervios cubitales.

■ Haz una O con el dedo pulgar e índice de cada mano.

■ Gira las manos boca abajo y coloca las O sobre cada ojo.

■ Apoya los otros dedos sobre tus mejillas y empuja los codos hacia atrás tanto como puedas sin apartar las manos de la cara. Cuenta hasta diez.

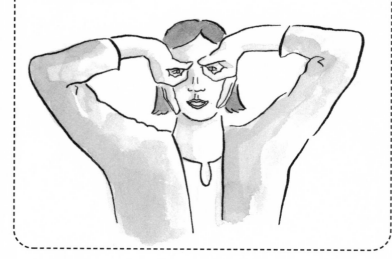

32 Deslizamiento del nervio mediano (aliviador del túnel carpiano)

La inflamación y el cicatrizado del nervio mediano contribuyen al hormigueo, la debilidad y el dolor de mano conocidos como síndrome del túnel carpiano. Los movimientos rápidos de este ejercicio van a deslizar el nervio mediano por los tejidos blandos que lo rodean.

- Levanta los dos brazos hasta llegar a la altura de los hombros con las palmas de las manos hacia fuera.
- Flexiona las manos hacia atrás hasta llevarlas tan lejos como puedas y relaja. Repítelo rápidamente cinco veces.

Este es un ejercicio estupendo para hacer cada dos horas cuando estés trabajando delante del ordenador.

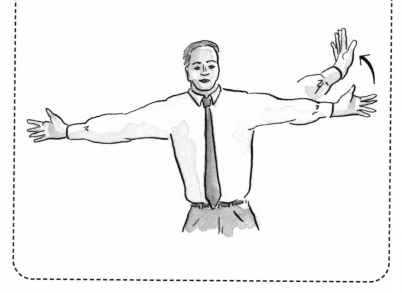

33   Deslizamiento del nervio radial

- Levanta los dos brazos hasta llegar a la altura de los hombros con las palmas de las manos hacia fuera.
- Cierra los puños con el dedo pulgar por dentro.
- Flexiona las muñecas hacia delante y hacia atrás diez veces rápidamente.

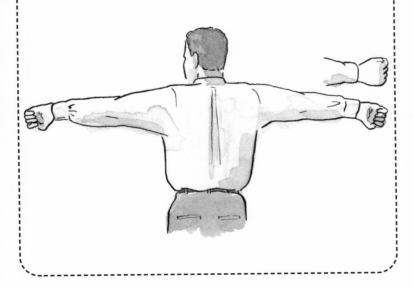

Capítulo 5

Tus manos

Al estar siempre en actividad y verse obligadas a realizar los mismos movimientos repetitivos día tras día, las manos son muy propensas a desarrollar músculos tensos y tendones inflamados. Algunos de estos músculos (los que te permiten abrir o cerrar las palmas) se encuentran en las mismas manos, mientras que otros están en los antebrazos. Los dedos, que no poseen músculos, se controlan mediante los tendones de las palmas y los antebrazos.

Tus manos son las responsables del minucioso control motor necesario para realizar cualquier tipo de actividad que requiera precisión. Así, un dolor repentino en la mano representa más que una molestia y puede llegar a convertirse en un auténtico impedimento. Cuando sobreviene el dolor, todo aquello que realizas con las manos, desde cortar la verdura hasta coger en brazos a un niño, escribir en el ordenador o tocar un instrumento, agarrarte bien al volante o coser un botón, se convierte en algo complicado.

El uso generalizado de los ordenadores es el verdadero culpable del dolor de manos. A diferencia de las máquinas de escribir, que te ofrecían la posibilidad de estirar las manos cuando tenías que desplazar el carro o borrar un fallo con la cinta correctora, los ordenadores no te proporcionan tales descansos. Y no sólo eso: las máquinas de escribir incorporaban teclas amolladas que resultaban algo blandas cuando los dedos las picaban; en cambio, el teclado de los ordenadores es más duro y los dedos van dando pequeños y repetidos golpes en las teclas. Si pasamos demasiado tiempo así, se produce un sobreesfuerzo por parte de los músculos que cierran la mano y éstos se vuelven más delgados y pequeños, mientras que se debilitan los músculos en desuso que abren la mano.

Los portátiles son especialmente agresivos porque someten las manos a posiciones incómodas durante largos períodos de tiempo.

Tus manos no son distintas del resto de tu cuerpo: un músculo en tensión se monta encima de otro, y la articulación que los une se desvía de su posición normal. Cuando ocurre esto, sufres dolor y pierdes movilidad y fuerza. Con el tiempo, las articulaciones de tus dedos adquieren una apariencia torcida y encorvada, tan habitual en las manos adultas e inevitable en la vejez. Sin embargo, esta deformidad viene causada por repetidos esfuerzos que alteran el equilibrio de los músculos al ir tirando de las delicadas articulaciones. Si continúa sin tratarse, el desequilibrio resultante puede derivar en artritis. Por el contrario, tú puedes hacer mucho para ralentizar o detener el proceso.

Yo, como de costumbre, combato la causa y no los síntomas. Tanto para tratar como para prevenir el problema de las manos, prescribo ejercicios para fortalecer los músculos que las abren. Con el fin de mantener estos músculos fuertes y activos, los siguientes ejercicios Brill también ayudan a que las articulaciones lubriquen el líquido sinovial, que se forma cuando el cartílago que recubre la superficie ósea de cada articulación es estimulado por el movimiento de ésta.

A modo de regla general, deberías acordarte de estirar las manos en dirección contraria a la posición en la que han permanecido durante un largo período de tiempo. Esto ayudará a restablecer el equilibrio muscular y a empujar las articulaciones hacia su correcta alineación. Puedes, también, seguir unos pasos sencillos para proteger tus manos. Por ejemplo, compra utensilios de grandes asas. Así no tendrás que esforzarte tanto en cogerlos y podrás prevenir la tensión muscular. Sírvete de la espuma de un bigudí para escribir con lápiz o bolígrafo y tus dedos estarán protegidos. Al levantar peso, utiliza guantes para un contacto seguro sin necesidad de sostener el peso con mucha fuerza. Sencillamente, deja descansar el peso sobre tus manos relajadas.

Estos ejercicios Brill alargarán la longevidad de tus manos sanas y te proporcionarán alivio instantáneo. Así que ¡cuida tus manos! Son tus mejores herramientas.

Y recuerda: aunque las instrucciones te indiquen el lugar apropiado para hacer un ejercicio o te recomienden hacerlo en el «foco del dolor», es muy beneficioso hacerlo en ambos. De este modo, conseguirás aliviar el dolor actual y prevenir un dolor futuro.

34   Flexión de dedos

Este ejercicio y el siguiente te ayudarán a mitigar el dolor de dedos y aliviarán el agarrotamiento de manos.

- Levanta las manos.
- Dobla los dedos de ambas manos simultáneamente de modo que las puntas lleguen a la altura de los nudillos de las palmas. Los pulgares deben estar relajados.
- Cuenta hasta diez.

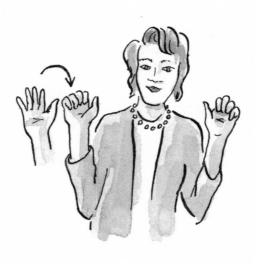

35 Estiramiento de mano y alargamiento de dedos

- Levanta el brazo derecho, formando un ángulo abierto de 60 a 90 grados delante de ti y con la palma hacia fuera.
- Con tu mano izquierda, estira hacia atrás los dedos de tu mano derecha. Cuenta hasta diez.

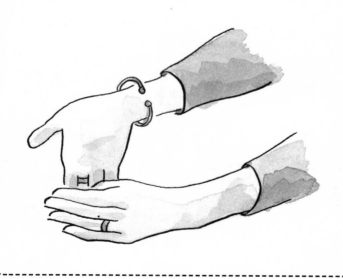

36 Dibuja ochos

Este rápido movimiento beneficia la circulación sanguínea de la muñeca, disminuye la hinchazón y restablece el arco de movilidad completo de ésta.

- Extiende los brazos hacia delante por debajo de la altura de los hombros.
- Deja caer tus manos colgando de las muñecas y muévelas en rotación diez veces a la vez que dibujas ochos.

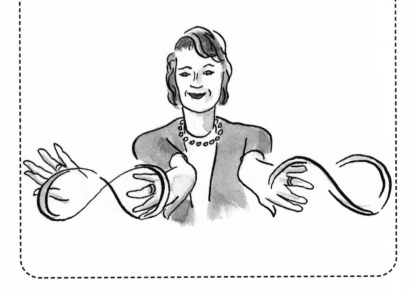

37 Distracción de muñeca

Si ya has padecido dolor de muñeca, este ejercicio Brill te ensanchará los huesos y te aliviará la presión en el túnel carpiano, a través del cual circula el nervio mediano.

- Sujeta la muñeca dolorida con el dedo corazón y el pulgar de la otra mano.
- Estira la muñeca en dirección contraria al antebrazo y cuenta hasta diez.

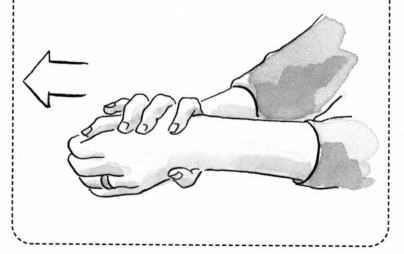

97

Capítulo 6

Tus dorsales

¿Nunca has pensado que te daba un ataque cardíaco al sentir un dolor punzante en la caja torácica? —Si no fuera porque has ido al médico y te ha dicho que «no pasa nada».

Unos cuantos pacientes que padecían dolor en las dorsales han acudido a mí recomendados por los médicos, después de que las pruebas descartaran el ataque cardíaco como fuente de dolor. Estos pacientes eran personas que se encontraban bajo un estrés enorme, y el estrés estaba afectando la región torácica de la columna, por motivos que un fisioterapeuta puede entender fácilmente.

No sólo tienes que aceptar que un dolor así está relacionado con el estrés, sino que, además, debes saber que este capítulo es para ti en el momento en que tu médico te ha dado el visto bueno y sigues sintiendo ese dolor.

La columna torácica (aquella región comprendida entre el cuello y el abdomen) contiene doce vértebras torácicas. Cada una de estas vértebras se une a dos costillas —una en cada lado del cuerpo. Hay doce pares de estas costillas. Diez pares se agrupan en torno a la parte frontal del cuerpo y se unen al esternón o hueso del pecho. Los músculos de la columna torácica están unidos desde la pelvis hacia arriba y desde el cuello hacia abajo. La anatomía de la región

Conoce los síntomas de un ataque cardíaco

Al contrario de lo que se pueda pensar, las enfermedades de corazón son la primera causa de muerte tanto en hombres como en mujeres. Aunque las mujeres sientan los mismos síntomas que los hombres cuando sufren un ataque cardíaco, a menudo los indicios alarmantes se presentan de una manera distinta y son difíciles de distinguir de cualquier dolor corriente. Sin embargo, una manera de diferenciarlos se basa en las circunstancias, ya que los síntomas se manifiestan en las mujeres por exceso de esfuerzo. Si empiezas a notar estos síntomas, acude rápidamente al médico:

Hombres
Dolor aplastante de pecho.

Dificultad al respirar.

Mujeres
Sensación de quemazón o
de presión en el pecho.
Dolor en el brazo.
Dolor entre los omoplatos.
Dolor abdominal superior.
Síntomas gripales, como fatiga,
mareo y náusea.

torácica le permite ser una de las partes más estables de la columna, pues es una sólida región central que amortigua el movimiento del cuello y de la columna lumbar.

La columna torácica colabora, también, en el movimiento y en la estabilidad del armazón de los hombros. Cada vez que levantas o desplazas el hombro, la columna torácica tiene que girar, extenderse y flexionarse.

Lo que más solemos hacer cuando estamos estresados es dejar caer los hombros y encorvar la región dorsal. Estas posturas «de defensa» son un movimiento reflejo de protección, y una respuesta física inconsciente a nuestro estrés psicológico.

Desafortunadamente, cuando los hombros se tensan y se desplazan hacia delante y el pecho se hunde, los músculos que se encuentran dentro de la caja torácica y que la rodean no ofrecen toda su capacidad de rendimiento. Una posible consecuencia es la costocondritis, un proceso inflamatorio que envuelve los músculos y los tendones que se hallan unidos al esternón, lo cual puede causar dolor o punzamiento en el pecho. La costocondritis se desarrolla cuando los músculos pectorales y los músculos intercostales que se encuentran entre las costillas se quedan rígidos debido al hecho de estar demasiado encorvados durante largos períodos de tiempo.

Si no mantienes una buena higiene postural en las cervicales, también padecerás costocondritis al realizar repetidas flexiones, coger a un niño en brazos continuamente e incluso pasar horas usando el ratón. El dolor derivado de la costocondritis también se puede desencadenar cuando la mala postura desvía una costilla de su posición, de modo que ésta comprime los nervios que pasan a su lado, así como también, a la costilla adyacente.

Junto a su capacidad de movimiento y de estabilidad, la

columna torácica desempeña una función singular: protege el corazón, los pulmones y el diafragma, el principal músculo respiratorio. El diafragma es un músculo en forma de cúpula que se asienta en la parte inferior de la caja torácica. Cuando inspiras, el diafragma se extiende hacia abajo y obliga al abdomen a sobresalir. Cuando espiras, se levanta para desinflar los pulmones. Desafortunadamente, otra consecuencia de sentarnos en una postura encorvada es la disminución de la capacidad pulmonar, ya que el diafragma no tiene suficiente espacio para funcionar correctamente. Si estás estresado, te aconsejo que respires profundamente al menos una vez por hora. De este modo, obtendrás energía renovada, aliviarás la tensión que ni siquiera sabías que habías acumulado y obligarás a que los hombros retrocedan a su posición relajada.

Así que, toma la iniciativa e inspira durante cuatro segundos, aguanta la respiración durante siete segundos y espira durante ocho segundos. Espirar dos veces y volver a inspirar empuja el dióxido de carbono fuera de los pulmones y deja espacio para la entrada de más oxígeno. Cada célula de tu cuerpo agradece el oxígeno. La respiración profunda también consigue expandir totalmente los pulmones, horizontal y verticalmente, de tal modo que los intercostales, que son, también, músculos respiratorios importantes, se extienden y se contraen mientras ganan en eficiencia.

Para combatir el dolor causado por el estrés, todos los ejercicios Brill de este capítulo están orientados hacia el alcance del óptimo arco de movilidad de la columna torácica. Estos movimientos hacen bombear sangre por todos los músculos y articulaciones, por lo que te garantizan una postura adecuada y una columna sana, mientras que contribuyen en gran medida a la eliminación del dolor desencadenado por el estrés. Al mantener tu columna torácica en movimiento, estos ejercicios protegerán, también, las columnas cervical y lumbar, que tienen que moverse más de lo normal para compensar la región torácica en el caso de que ésta se vuelva muy rígida.

Escoliosis: una curvatura en las dorsales

El resultado de doblar la columna continuamente hacia una dirección cuando te sientas en el escritorio se traduce en *escoliosis*, un trastorno en el que la columna se curva hacia un lado y te hace estar encorvado. Como ejemplo, he visto que esto ocurre en muchos pacientes cuyo ordenador se encuentra en un ángulo hacia al cual ellos se sientan en lugar de sentarse directamente frente a él. No obstante, éste es sólo uno de los muchos desequilibrios musculoesqueléticos que acaban ocasionando escoliosis. La mayoría de casos de escoliosis pueden atribuirse a desequilibrios musculares tanto arriba como abajo de la zona de la curvatura, donde la columna torácica —la zona de las dorsales— intenta compensarlos. La compensación forma parte del mecanismo equilibrador del sistema sensorial, cuya finalidad primordial es mantener tu cabeza (sobre todo, tus orejas y tus ojos) en un nivel para que no quede inclinada, sino nivelada. Sin embargo, cuando se producen desigualdades de fuerza en los grupos musculares opuestos de las zonas superior e inferior de la columna torácica, tus dorsales pagan el precio de este mecanismo equilibrador. La curvatura resultante puede impedir el movimiento de la columna y la expansión de la caja torácica; si la curvatura aumenta en gravedad puede disminuir la capacidad pulmonar e interferir en las funciones digestivas.

Todos los ejercicios que vienen a continuación te ayudarán a corregir los desequilibrios musculares que constituyen diecinueve de las veinte causas de escoliosis (la vigésima causa es una anormalidad congénita que sólo se puede corregir mediante cirugía).

Los ejercicios que van desde el 38 hasta el 42 maximizan la eficiencia de la caja torácica y de la columna torácica mediante la apertura, el cierre y el movimiento giratorio de las costillas y las vértebras de esta zona.

38   Abrázate a ti mismo

El primer estiramiento abre tanto la columna torácica como las costillas, por lo que alivia la tensión y permite una expansión óptima de los músculos respiratorios, lo que se traduce en una mejor respiración.

- Envuélvete con los brazos.
- Dobla la espalda y deja caer la cabeza hacia delante.
- Aguanta en esta posición durante diez segundos.

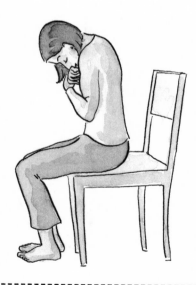

39 Flexión hacia atrás en posición sentada

Este movimiento cierra los espacios entre las costillas y entre las vértebras de la columna torácica, por lo que permite que la columna torácica se extienda para que podamos realizar nuestras funciones diarias, como levantar los brazos o lanzar algo.

■ Dobla los codos por encima de la cabeza, de manera que las palmas y las muñecas se toquen y los codos queden tan juntos como sea posible.

■ Levanta los brazos y el pecho hasta que notes un estiramiento en las dorsales.

■ Aguanta en esta posición durante diez segundos.

Realiza este ejercicio junto al 40, haz de genio, para alcanzar un estiramiento óptimo de las dorsales.

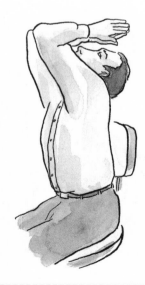

40 Haz de genio

Si haces este ejercicio mientras estás sentado, vas a incrementar el giro de la región intermedia del tórax (la zona de tu cuerpo entre el cuello y el abdomen). Este movimiento rotativo va a beneficiar tu actividad si juegas a tenis o a golf.

- Cruza los brazos por delante del pecho y sujeta la parte superior de éstos.
- Gira el tronco hacia la derecha mientras mantienes la cintura mirando hacia delante. Cuenta hasta cinco.
- Repítelo en el otro lado. Cuenta hasta diez.

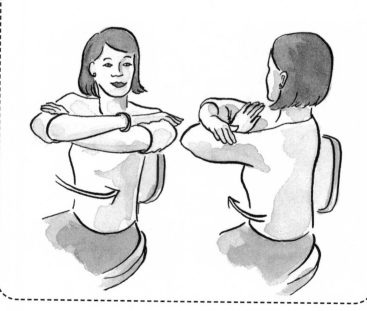

41   Flexión del torso hacia un lado

Cuando vamos encorvados, tensamos los músculos que se encuentran entre las costillas y la pelvis. Este estiramiento abre la caja torácica, así como los músculos a los cuales se une.

- Levántate o quédate sentado en posición recta.
- Levanta los brazos en dirección recta por encima de tu cabeza y junta las palmas.
- Estírate hacia la derecha. Cuenta hasta cinco.
- Estírate hacia la izquierda. Cuenta hasta cinco.

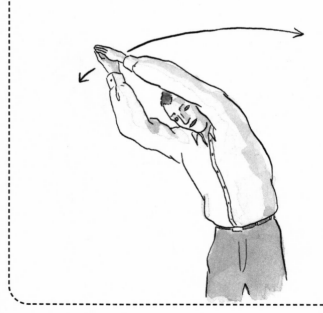

42   Cabeza fuera de la cama

Si te sueles sentar en un escritorio, este ejercicio es un antídoto estupendo contra los músculos tensos al terminar el día. La gravedad te va a ayudar a estirar los tejidos que tienden a quedarse rígidos a lo largo del día. Vas a abrir los músculos del pecho y a respirar mejor.

- Túmbate boca arriba encima de una cama y estira el cuerpo hacia fuera. (Si esta posición tensa mucho las lumbares, dobla las rodillas.)
- Deja caer la cabeza por fuera del borde de la cama.
- Levanta los brazos y extiéndelos a la altura de la cabeza y cerca de las orejas.
- Cuenta hasta diez y espira.

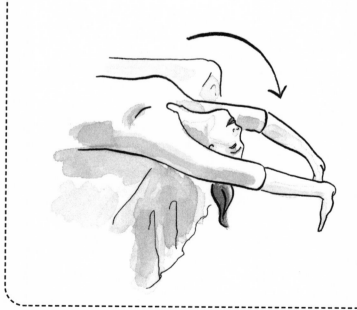

Capítulo 7

Tus lumbares

«¡Qué dolor de espalda!» es una queja que oigo en numerosas ocasiones. No es algo sorprendente, ya que el dolor lumbar es muy corriente y, sobre todo, cuando las personas están estresadas. La friolera de un ochenta por ciento de la población adulta sufre dolor de espalda en algún momento de su vida. A muchos de estos hombres y mujeres, el dolor les ataca a los treinta o cuarenta años de edad.

El estrés influye decisivamente en el dolor lumbar. Cuando tienes miedo o estás nervioso, el sistema nervioso simpático responde con una reacción de *lucha* o *huida* —con independencia de si la amenaza es real o imaginaria— y, como resultado, los músculos de las lumbares se tensan y producen espasmos dolorosos. Tal y como se indicó con relación a las dorsales, la respiración profunda puede ser muy beneficiosa para aliviar la tensión y el dolor en las lumbares (ver página 102).

Las tensiones de origen mecánico derivadas de la mala postura se suman, a menudo, al estrés para causar problemas. Si te sientas con la espalda encorvada o si vas siempre con los hombros caídos, la columna se adaptará a estas posiciones y cambiará, ¡pero no para mejor! Ir encorvado y con los hombros caídos comprime los músculos, tendones, articulaciones y ligamentos que soportan la columna lumbar o las lumbares. La columna lumbar es un sistema de soporte que se extiende desde la caja torácica hasta la pelvis e incluye los músculos del abdomen y los músculos frontales que se unen a ella desde la parte frontal de la columna y la sujetan hasta las caderas. Si persiste tu vicio de encorvar la espalda o ir con los hombros caídos, tu capacidad de permanecer de pie o de sentarte en posición recta va a verse perjudicada gradualmente. Si no, fíjate en lo encorvada que va la gente mayor.

La postura encorvada focaliza mucho más la presión y el estrés en los discos lumbares que cualquier otra posición. Esto puede conducir, con el tiempo, a una degeneración prematura de los discos, afección muy dolorosa. La postura encorvada también causa dolor porque los nervios que salen de la médula espinal se comprimen a su paso por la columna lumbar. Por este motivo, es importante mantener una *lordosis* normal, consistente en una curva cóncava en forma de C en la columna lumbar, durante todo el tiempo que estés sentado. Los efectos negativos de la postura encorvada van más allá de los discos y los nervios de la columna lumbar para causar desalineaciones en los huesos y en la zona en sí. Los huesos de la columna lumbar incluyen las cinco vértebras lumbares, las cinco piezas fusionadas del *sacro* (que sustentan la pelvis) y el *coxis* o rabadilla. Sentarse correctamente ayuda a mantener todos estos huesos adecuadamente alineados, donde cada hueso soporta toda la carga del que se encuentra encima de él. (Una alineación adecuada también contribuye a construir masa ósea gracias al soporte de peso entre los huesos.)

Existen determinadas actividades físicas que pueden comportar dolor y pueden convertirte en alguien propenso a las asimetrías; esto es, que los músculos de un lado de la columna se vuelven cortos y rígidos, y los del otro lado, largos y débiles. Por ejemplo, el vaivén que realizas al jugar a tenis o a golf hace girar tu columna continuamente en una dirección. Si duermes siempre sobre un costado, los músculos de este lado de tu columna se acortarán constantemente, mientras que sus homólogos se alargarán.

Algunas dolencias en las lumbares provienen de lesiones en los discos que se encuentran entre las cinco vértebras lumbares (las vértebras de la columna lumbar). Estos discos, formados por fibrocartílago, actúan como amplios cojines entre las vértebras y amortiguan el impacto del movimiento, pero si te giras y te doblas a la vez que te levantas, ejercerás tanta fuerza en los discos que uno o más de uno puede verse forzado a sobresalir de la vértebra superior o inferior. La *hernia discal* resultante varía en gravedad; desde la protrusión hasta el prolapso, y los efectos se diversifican, desde dolor en las lumbares hasta el pie péndulo o la pérdida del control vesical, el síntoma más agravante.

Cuando te haces mayor, la consistencia del núcleo de los discos —el material gelatinoso que empuja a los anillos cartilaginosos externos— cambia y pasa a ser más seco y menos elástico. El resultado es que, cuando la presión en el disco lo obliga a deslizarse, éste ya no se recupera tan fácilmente como una vez lo hizo. Ésta es la razón por la que una persona de treinta o cuarenta años tarda, como mínimo, tres días en recuperarse de un disco herniado y, en cambio, un joven de veinte años tarda tan sólo veinticuatro horas.

Otro efecto de la edad es que la superficie de las carillas articulares —las dos superficies óseas de cada vértebra que se encajan como las piezas del Lego— se erosionan debido a un desgaste natural excesivo y, con el paso del tiempo, se desprenden del tramo lumbar. Cuando esto ocurre, los nervios raquídeos (que salen de la médula espinal a través del trípode formado por estas dos carillas articulares y el disco) pueden quedar comprimidos, por lo que ésto te causará dolor en las lumbares o este dolor se irradiará hacia una pierna.

Una columna fuerte, alineada y sana te permite realizar flexiones, extensiones y rotaciones con las lumbares sin sentir ningún «malestar díscolo». Éste es el tipo de columna que los ejercicios Brill te van a ayudar a tener. Estos movimientos impulsan un riego sanguíneo adecuado hacia los discos, lo cual fomenta la curación y previene el atrapamiento de nervios por parte del tejido cicatrizal. Los nervios gozan de una buena vía de transmisión de los impulsos eléctricos, lo cual garantiza un buen funcionamiento de los músculos y ligamentos. Ésto, a su vez, ayudará a asegurar que los huesos de tu columna presenten una alineación idónea y que las articulaciones se sitúen en una posición correcta.

El resultado es un tronco estable como soporte de unas extremidades flexibles —no importa lo estresado que estés; el dolor desaparece. Los ejercicios Brill te brindan la ventaja de tratar la zona que te pueda doler antes de que se instale la patología. *Dime qué te duele* te demuestra que puedes desafiar el proceso doloroso.

Unos abdominales fuertes se traducen en una espalda fuerte

Ejercitar los músculos abdominales es una manera de fortalecer la espalda. Esto no significa que tengas que hacer ilimitadas abdominales con las piernas levantadas, abdominales simples o flexiones —estos movimientos focalizan demasiada presión en las lumbares y causan fricción en las vértebras, por lo que éstas se desgastan más rápidamente. En lugar de ello, ve a los eliminadores de barriga, errores fuera y la sirena, ejercicios Brill de abdominales que protegerán tu espalda y te proporcionarán unos abdominales fuertes.

43   Flexión hacia atrás en posición erguida

Éste es un movimiento increíblemente efectivo. He observado que el 90 por ciento de las personas que se quejan de dolor de lumbares se sienten muy aliviadas con este ejercicio.

- Ponte de pie, con las piernas separadas de forma que queden a la altura de los hombros.
- Coloca las manos encima de tus nalgas, con los dedos señalando hacia abajo.
- Estírate hacia atrás tanto como puedas sin hacerte daño, de forma que tu cara quede mirando al techo.
- Vuelve lentamente a tu posición recta.
- Repítelo diez veces e intenta doblarte cada vez más según repitas el ejercicio.

Si te sientes mareado al hacer este ejercicio, no te dobles hasta el punto de que tu cara quede mirando al techo. En lugar de ello, mantén la cabeza recta con la cara mirando hacia delante.

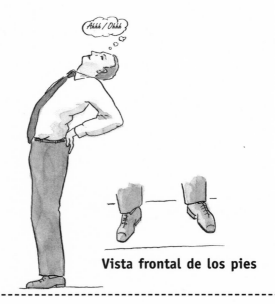

Vista frontal de los pies

44 Flexión hacia delante

Si estás entre el 10 por cierto de personas que no se sienten aliviadas con la flexión hacia atrás, este movimiento es para ti. Si, por el contrario, las flexiones hacia delante agravan tu dolor o te producen dolor irradiado hacia la pierna, deja de hacerlo inmediatamente e intenta hacer, de nuevo, el ejercicio 43. Aunque la flexión hacia atrás en posición erguida no funcione la primera vez, en cuanto te hayas inclinado varias veces te sentirás finalmente aliviado.

- Ponte de pie, con las piernas separadas de forma que queden a la altura de los hombros y las manos frente a los muslos.
- Deja caer la cabeza y desplaza las manos hacia abajo por la parte frontal de las piernas hasta tocar el suelo. No empujes; hazlo hasta donde puedas llegar.
- Vuelve a desplazar las manos hacia arriba por la parte frontal de las piernas hasta quedar, de nuevo, en posición recta.
- Repítelo diez veces. Intenta doblarte cada vez más según repitas el ejercicio. El objetivo de este ejercicio es obtener un arco de movilidad normal con el fin de que puedas llegar a los pies.

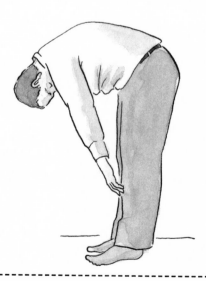

45 Desplazamiento hacia un lado en posición erguida

Si se hace correctamente, esta maniobra desplaza la pelvis de un lado al otro, pero no tu tronco, por lo que aísla las piezas de la columna lumbar, concretamente, la cuarta y quinta vértebra y el inicio del sacro. Los discos que se encuentran entre estas vértebras en particular son los más propensos a herniarse. Esta maniobra también ayuda a reducir la presión en el nervio ciático, que sale de la columna lumbar y pasa por las nalgas hasta llegar a cada pierna.

- Ponte de pie, con las piernas separadas de forma que queden a la altura de los hombros y las puntas de los pies hacia delante.
- Llévate las manos a las caderas.
- Mientras mantienes la columna tan estática como puedas, desplaza la pelvis hacia el lado que te duela.
- Repítelo diez veces.

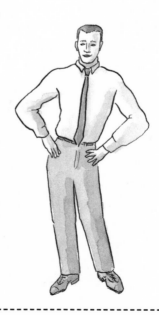

46 Inclinación de la pelvis

Este movimiento también aísla y activa las piezas de la columna lumbar.

- Siéntate, alejado del respaldo de la silla, con la espalda recta y los pies pegados al suelo.
- Mantén la columna tan rígida como puedas y balancea suavemente la pelvis desde el lado que te duele. Si lo haces correctamente, este ejercicio conseguirá que tu tronco se incline lentamente hacia el lado contrario —en otras palabras, hacia el lado afectado.
- Repítelo diez veces.

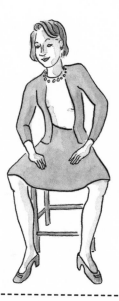

47 Estabilización de la espalda mediante el transverso del abdomen

Este movimiento va a reducir el dolor de lumbares y, al mismo tiempo, va a tonificar los músculos abdominales.

- Siéntate recto. Puedes apoyar la espalda contra el respaldo de la silla. Los pies deben estar pegados al suelo.
- Encoge la barriga y empuja el ombligo hacia la columna.
- Cuando hayas encogido la barriga al máximo, aguanta en esta posición y apriétate la barriga rápidamente contando hasta diez. (Para incrementar el efecto, realiza diez veces el ejercicio.)

También puedes hacer este ejercicio de pie, con la espalda apoyada contra la pared. Coloca los pies unos 76 centímetros por delante de ti, dobla las rodillas y empieza a hacer flexión de piernas. Encoge la barriga y continúa como se ha indicado antes.

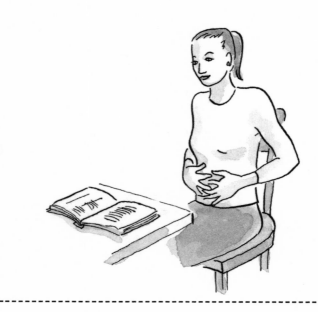

48   Flexión completa con impulso hasta tocar los tobillos

Este movimiento flexiona la columna, lo cual consigue abrir la columna lumbar en su grado máximo para que los discos tengan menos probabilidades de sufrir compresiones. También restablece la flexibilidad completa de la columna lumbar.

■ Siéntate en el borde de una silla, separa las piernas tanto como puedas, sin hacerte daño, y pega los pies al suelo.

■ Agáchate entre las piernas, mientras estiras la espalda al máximo, y agárrate los tobillos por la parte de fuera.

■ Empújate hacia abajo todavía más. Aguanta diez segundos en esta posición.

Haz el ejercicio 49, balanceo de la pelvis, después de éste. Un movimiento como este, que flexiona la columna, siempre debe preceder a otro que la extienda. Este ejercicio persigue el objetivo de prevenir una hernia de disco.

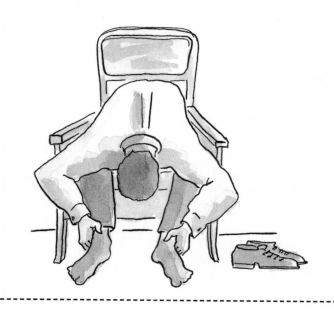

49   Balanceo de la pelvis

- Siéntate, alejado del respaldo de la silla, con la espalda recta y los pies pegados al suelo.
- Encorva la espalda y vuelve a ponerla recta después de haber creado una curva cóncava en forma de C en la región baja de la espalda que he descrito en la página 112.
- Repítelo diez veces.

Si te sientes raro o rara al hacer este ejercicio en público, prueba con esta variante: encorva la espalda una vez; a continuación, siéntate recto y aguanta diez segundos en esta posición. Relaja.

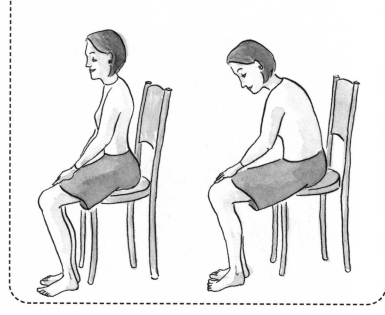

50 Reloj en la pelvis

Si padeces dolor en las lumbares o en las nalgas, este ejercicio va a restablecer un arco de movilidad normal en la zona donde la espalda se encuentra con la pelvis, y va a proporcionar equilibrio a los músculos. Si tienes un lado más debilitado o más favorecido, te va a ayudar a alinear la espalda de modo que puedas caminar sin dolor.

- Estírate boca arriba y dobla las rodillas. Imagínate que el hueso púbico representa las 6 en punto; el ombligo representa las 12 en punto y los lados de la pelvis son las 3 y las 9 en punto.
- Arquea la espalda —vas a sentir una presión del talón contra la cama o el suelo mientras el ombligo se eleva. A continuación, inclina la pelvis —vas a notar que las lumbares se mueven hacia abajo mientras el hueso púbico se eleva. Repite este balanceo cinco veces entre las 12 y las 6 en punto.
- Desplaza la pelvis hacia los otros números del reloj: desde el 1 al 7; desde el 2 al 8; desde el 3 al 9; desde el 4 al 10, y desde el 5 al 11
- Invierte el orden.

Seguramente, notarás que uno de los movimientos es más difícil de hacer que los otros —los músculos de ese lugar están «atascados». Si «golpeas» los números del «reloj», vas a movilizar esa zona.

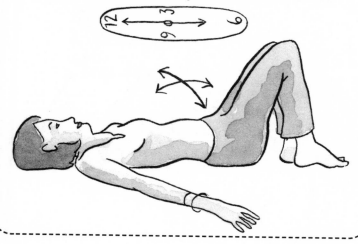

51   Rodillas al pecho

Este movimiento va a abrir las carillas articulares (los puntos de contacto óseo que hay en las vértebras) de la columna lumbar, va a estirar los tejidos conectivos y los músculos, y va a incentivar la circulación sanguínea.

■ Estírate boca arriba completamente con las rodillas dobladas y los pies pegados a la cama o al suelo. Los brazos deben estar en el suelo, cada uno en un lado, y la cabeza debe permanecer recta de cara al techo.

■ Levanta las rodillas y llévatelas al pecho con la ayuda de tus manos.

■ Empuja los pies hacia atrás con las rodillas dobladas.

■ Repítelo diez veces.

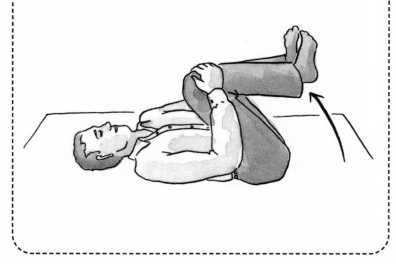

Este movimiento estira los músculos que se encuentran entre la caja torácica y la pelvis, y alarga la columna. Cuanto más larga y flexible sea tu columna, mejor va a realizar sus funciones.

- Estírate boca arriba con las rodillas dobladas y con los codos y los pies pegados a la cama o al suelo. La cabeza debe estar recta, de cara al techo.

- Haz una T: Extiende los brazos a la altura de los hombros, alejados del cuerpo, y déjalos descansar sobre la cama o el suelo.

- Levanta las rodillas y desplázalas hacia la derecha mientras giras la cabeza hacia la izquierda con los hombros pegados a la cama o al suelo.

- Levanta las rodillas y desplázalas hacia la izquierda mientras giras la cabeza hacia la derecha.

- Alterna los desplazamientos hacia la derecha y hacia la izquierda, cinco veces en cada lado.

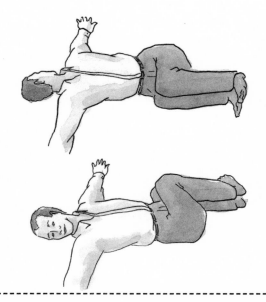

53 Estiramiento en cruz

Este sencillo movimiento contrae los músculos de los lados opuestos de la columna, de modo que éstos obligan a que las vértebras se giren hacia delante y hacia atrás, y las vuelven a dejar alineadas.

- Estírate boca abajo con la frente sobre el dorso de la mano derecha y el brazo izquierdo extendido por delante de ti, con la palma hacia abajo, pegada a la cama. Si esta posición te resulta complicada, inténtalo con una almohada debajo del abdomen.
- Levanta el brazo izquierdo de unos 7 a 15 centímetros. Al mismo tiempo, levanta la pierna derecha de unos 7 a 15 centímetros mientras mantienes la punta de los pies estirada. Para evitar arquear la espalda, aprieta el hueso púbico contra la cama o el suelo.
- Mantén esta posición durante cinco segundos.
- Repítelo con el brazo y la pierna opuestos.

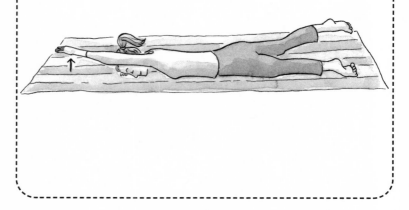

54   Cobra

Si el estar mucho rato sentado con la espalda encorvada te causa dolor de lumbares, prueba este fenomenal estiramiento. No sólo mantiene los discos sanos, sino que también restablece la pérdida más común
de movilidad en la espalda: la capacidad de extensión. También estira
los músculos anteriores (frontales) de la cadera, que tienden a tensarse con frecuencia. Esta capacidad permite una longitud normal de la
zancada al caminar. (Si notas un pinchazo en la espalda al hacer este
ejercicio, empieza primero con el ejercicio 53, estiramiento en cruz.)

- Estírate boca abajo con la cara también hacia abajo, los codos
  doblados y las palmas cercanas a los hombros.
- Impúlsate hacia arriba gradualmente e inclina la cabeza hacia
  atrás lentamente mientras mantienes el hueso púbico pegado a la
  cama o al suelo y la nuca estirada.
- Con la cara hacia delante, continúa impulsándote hacia arriba a
  la vez que abres el pecho y arqueas la columna con los codos rectos (¡no los cierres!).
- Aguanta en esta posición y gira la cabeza hacia atrás hasta mirar
  el techo. Si te duele la nuca al mirar tan arriba, mira sencillamente en dirección al frente.
- Déjate caer lentamente hasta que te encuentres de nuevo en la
  posición inicial.
- Repítelo diez veces.

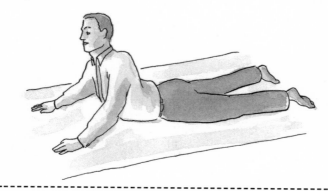

Capítulo 8

Tus caderas

Tus caderas se encargan de impulsarte hacia delante. Mucha gente pasa horas sentada y esto lo pagan las caderas en forma de dolor. El dolor de caderas repentino, que habitualmente se da en una cadera, puede ralentizar tu modo de andar y dificultar muchas actividades. También puede inducirte a pensar que te estás haciendo mayor, pues ya no tienes la movilidad en las caderas que solías tener. Sin embargo, este tipo de dolor no forma parte inevitable del proceso de la vejez. Piénsalo: si te duele sólo una cadera, no tiene sentido creer que esa cadera está envejecida y no la otra. Nuestros cuerpos envejecen simétricamente. La causa de que no muevas las partes de tu cuerpo simétricamente se debe a los desequilibrios musculares que se producen como consecuencia de nuestras vidas sedentarias. El dolor de caderas puede ser una señal de que existen asimetrías y desequilibrios debido al hecho de que favorecemos una cadera en perjuicio de la otra, tal y como sucede en algunas actividades deportivas como el tenis o el básquet.

En mi profesión de fisioterapeuta, me dedico a los problemas de cadera que van desde el extremo más leve hasta el más grave, es decir, las personas cuyo dolor detiene su capacidad de correr o caminar y los pacientes en postoperatorio que se recuperan de fracturas (normalmente, mujeres) o de sustituciones completas de articulaciones debido a artritis graves (normalmente, hombres). Todos se sienten muy aliviados con los ejercicios Brill, que estiran los músculos tensos y fortalecen los músculos debilitados. Los ejercicios Brill te van a servir de ayuda a ti también. Van a mantener las articulaciones de tus caderas bien alineadas, de modo que puedas moverte a lo largo del día con mucha agilidad y sin sentir ningún dolor.

El dolor más típico de la articulación de la cadera se localiza en la ingle o en la parte frontal de la cara interior del muslo. Los dolores de cadera, que sobrevienen como los de espalda y tienden a agravarse al caminar, suelen identificarse como algo evidente que se desprende de la manera de caminar de la persona. En primer lugar, la rodilla del lado de la cadera afectada permanece doblada en todas las fases de ese modo de caminar. (Esta compensación impide que la articulación de la rodilla conserve su eje de rotación y con el paso del tiempo puede producir una artritis en la rodilla. Ver páginas 154 y 155.)

En segundo lugar, es típico que la persona afectada articule unos pasos más cortos y lentos en el lado afectado, con el fin de desviar el peso de ese lado. En tercer lugar, si la cadera está rígida como consecuencia de la tensión en los músculos o de que el cartílago de las articulaciones ha sido modificado, el tronco no se encontrará en una posición estable y el torso entero oscilará hacia delante junto con la pierna implicada.

Si bien podemos tener problemas con las articulaciones de las caderas, éstas son, sin embargo, un armazón increíblemente fuerte que se encarga de amortiguar, como mínimo, el doble y medio de tu peso cuando caminas, y el triple y medio de tu peso cuando corres. Tienen una estructura parecida a la articulación de la rótula, con una bola, que es la cabeza del fémur (el hueso más largo del cuerpo, y la cavidad, formada por los tres huesos de la pelvis.

La articulación de la cadera está rodeada por veintidós músculos que le proporcionan fuerza y potencia. Estos músculos se dividen en cuatro grupos anatómicos que aseguran el movimiento en tres planos de movilidad: flexión y extensión, abducción y aducción y giro interno y externo.

Los cuatro grupos musculares articuladores son:

- El grupo anterior o frontal, que se encarga de flexionar la cadera.
- El grupo interno, que se encarga de aducir (girar internamente) la cadera.
- El grupo posterior o trasero, que se encarga de extender la cadera.
- El grupo externo, que se encarga de abducir (girar externamente) la cadera.

Estos cuatro grupos trabajan al unísono para dar estabilidad a la pelvis mientras la cadera gira en torno a su extenso eje de movilidad. Sin embargo, al tener un estilo de vida tan sedentario, los grupos musculares se desequilibran con frecuencia. Estar sentado contribuye a acortar el grupo anterior (sobre todo los músculos flexores de la cadera), a debilitar el grupo posterior (sobre todo, el glúteo mayor y el músculo posterior del muslo) y también contribuye a debilitar el grupo muscular externo, sobre todo el glúteo mediano. El dolor de cadera se produce cuando los desequilibrios —que son desigualdades de fuerza entre los grupos musculares opuestos— desplazan la inherente cadera estable de su eje de rotación normal.

Por ejemplo, el glúteo medio, como principal músculo estabilizador de la pelvis, necesita estar fuerte para contrarrestar la potente banda iliotibial, su músculo opuesto. La banda iliotibial permite el giro interno del fémur, el músculo que se extiende desde la cadera hasta la rodilla. Si la banda iliotibial domina el glúteo mayor, será la causante de que el fémur se encierre en sí mismo e impedirá que las articulaciones de la cadera y la rodilla alcancen su eje de movilidad correcto. Si se acortan los flexores de la cadera (los músculos que salen de la parte frontal de la columna lumbar y se unen a la cadera) también se producirán una serie de problemas que conllevarán dolor de caderas y de lumbares. Tus pasos al caminar se acortarán y, con el paso del tiempo, la tensión en los flexores de la cadera puede propiciar la postura exageradamente encorvada que vemos en los ancianos.

Caminar mucho optimiza la manera de mover las caderas y la pelvis que la naturaleza nos brindó deliberadamente. Sin embargo, muchas personas tienen que permanecer sentadas durante largos períodos de tiempo y les resulta muy difícil encontrar algún momento para un rápido paseo reconfortante. Éste es el motivo por el que es tan adecuado tener los ejercicios Brill a tu disposición. Para los hombres, que tienden a tener unas articulaciones fuertes y estables, los estiramientos les van a ayudar a incrementar la flexibilidad. Para las mujeres, que son mucho más flexibles hasta el punto de que casi amplían la inestabilidad de las superficies articulares y, por tanto, son muy propensas a tener articulaciones desviadas de su eje de movilidad adecuado, los movimientos les van a ayudar a desarrollar una mayor fuerza muscular. Alcanzar un equilibrio entre flexibilidad y fuerza es crucial para la articulación de la cadera —y para todas las articulaciones. De modo que, ponte a punto en cuanto notes que empiezas a chirriar. Incluso un coche nuevo lo necesita después de unos cuantos kilómetros.

Los ejercicios de este capítulo estiran los músculos que se encuentran alrededor de las articulaciones de la cadera. Si haces estos ejercicios, vas a eliminar el dolor, te vas a mover más ágilmente y vas a lograr que tus huesos y articulaciones amortigüen la carga de tu peso, tal y como deberían. He observado que el primero le va mejor a las personas que padecen dolor de caderas al caminar o estar de pie. Sin embargo, tú debes responder mejor a cualquiera de los otros ejercicios. Hazlos todos para ver cuál de ellos te beneficia más. Y recuerda: aunque las instrucciones te indiquen el lugar apropiado para hacer un ejercicio o te recomienden hacerlo en el «foco del dolor», si lo haces en ambos lados conseguirás aliviar el dolor actual y, lo más importante, prevenir un dolor futuro.

55 Estiramiento del piriforme en posición erguida

El nervio ciático atraviesa el piriforme, el vasto músculo que se extiende desde la región sacra de la columna lumbar hasta las caderas. Los corredores y ciclistas suelen tener tenso el músculo piriforme. Esta maniobra de rotación estira el piriforme y alivia, también, las dolencias en las nalgas.

- Ponte de pie, con las piernas separadas de forma que queden a la altura de los hombros y a una distancia de unos treinta o sesenta metros con relación a una silla (o a cualquier otra superficie en la que te puedas apoyar), de modo que el lado doloroso sea el más cercano a ésta.
- Apóyate en la silla para poner en equilibrio, doblar y levantar la rodilla.
- Con la mano opuesta, empuja la rodilla hacia tu cuerpo de modo que el mismo lado de la cadera quede bien estirado. Aguanta con la pierna y la cadera levantadas.
- Mantén esta posición durante diez segundos.

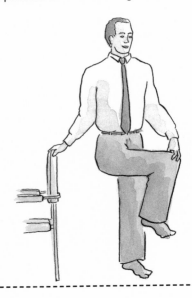

56 Estiramiento de la banda iliotibial en posición erguida

La banda iliotibial es un músculo ancho que parte de un lado de la pelvis y posee un tendón muy largo que se extiende hacia abajo hasta la rodilla por el mismo lado. Si el dolor te ataca en las caderas o en las rodillas, puede ser porque la banda iliotibial, que cruza estas dos articulaciones, está tensa. El dolor en la choquezuela cuando subes o bajas escalones suele ser el primer signo de un problema relacionado con la banda iliotibial.

- Si te duele la cadera o la rodilla izquierda, apoya tu mano izquierda en el respaldo de la silla.
- Cruza el pie izquierdo sobre el pie derecho y ponlos a la misma altura, pegados al suelo.
- Inclina la pelvis para allanar las lumbares y dóblate hacia la cadera izquierda. Vas a notar un estiramiento en el lado de tu pierna izquierda.
- Mantén esta posición durante diez segundos.

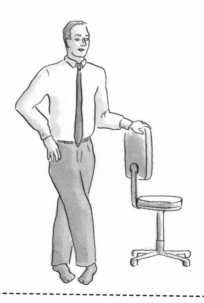

57 Estiramiento con las piernas separadas

Esta postura efectiva estira todos los músculos que rodean las articulaciones de la cadera. Si oyes un «crack», no te preocupes: significa que los huesos púbicos están crujiendo para volver a quedar alineados.

- Ponte de pie, con las piernas más separadas que la distancia entre los hombros, las puntas de los pies estiradas y las manos encima de las caderas.
- Inclínate en dirección contraria al lado que te duele; vas a sentir un estiramiento en el muslo interno de esa pierna.
- Mantén esta posición durante diez segundos.

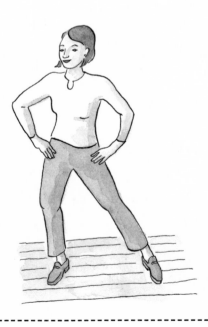

58 Embestida e inclinación

Los cuádriceps y los flexores de las caderas, grupos musculares que se encuentran en la parte frontal de éstas, se tensan a menudo al estar sentados. Este movimiento estira hacia fuera estos músculos (si no te va bien este ejercicio, intenta hacer la versión sentada, el ejercicio 63, impulso en posición sentada).

■ Si te duele la cadera izquierda, adelanta la pierna derecha unos tres pasos con relación a la izquierda, mantén ambos pies pegados al suelo y las puntas de los pies en la misma dirección.

■ Impúlsate hacia delante hasta que tu rodilla derecha quede adelantada respecto al codo. Mueve la pelvis hacia arriba y hacia abajo. Vas a notar un estiramiento en la parte frontal del muslo de la pierna izquierda.

■ Mantén esta posición durante diez segundos.

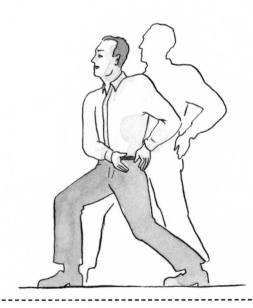

59   Rodilla al pecho en posición erguida

Este movimiento va a estirar hacia fuera el cartílago que envuelve la articulación de la cadera, así como los glúteos, los músculos de las nalgas.

- Si te duele la cadera izquierda, dobla la rodilla izquierda y llévatela al pecho.
- Coloca ambas manos debajo de la rodilla levantada y presiónala contra el pecho.
- Cuenta hasta diez.

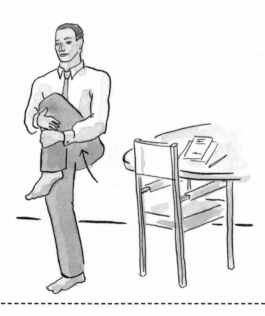

Ayuda a tus caderas

Si te ataca el dolor de caderas cuando estás clavado en una silla —en el trabajo, en el coche o viendo una película— los ejercicios 60, 61 y 62 van a conseguir que te pongas en acción para aliviarlo completamente, sin necesidad de levantarte, ni siquiera, de la silla.

60   Sastre sentado

¿Has visto alguna vez a un sastre sentado? Muchas veces, los sastres ponen el tobillo de una pierna sobre la rodilla opuesta mientras trabajan. De aquí los nombres de las dos variantes de esta posición (el segundo, sastre reclinado, es el ejercicio 65). Estos dos movimientos abren las caderas y estiran los músculos rotadores, por lo que proporcionan un arco de movilidad mayor de la articulación y, por tanto, garantizan una circulación sanguínea adecuada en esta zona. Como resultado, los músculos de las caderas van a ser más flexibles y fuertes, de manera que estarán mejor capacitados para desarrollar la potencia y amortiguar el peso.

- Siéntate recto y cruza el tobillo de la pierna que te duele sobre la rodilla opuesta.
- Pon las manos sobre la rodilla de arriba y empújala hacia abajo durante diez segundos.

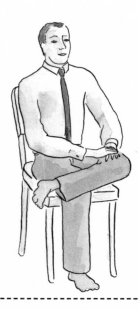

61 Estiramiento del piriforme en posición sentada

Esta variante alarga, de nuevo, el músculo piriforme y alivia la presión en el nervio ciático, que lo atraviesa.

- Siéntate recto.
- Si te duele la cadera izquierda, pon el tobillo de tu pierna izquierda sobre tu rodilla derecha.
- Con ambas manos, empuja la rodilla izquierda en dirección al hombro derecho.
- Cuenta hasta diez.

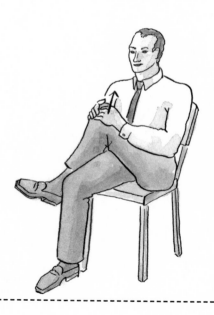

62 Técnica de la metralleta

Con esta técnica isométrica, los músculos de la cara interna de tus muslos se contraen al máximo para empujar los huesos púbicos hacia su alineación correcta. Esto le va a proporcionar un impulso mayor a tu paso y va a garantizar que no sientas dolor al caminar. (Si oyes un «crack» fuerte cuando hagas este ejercicio, no te asustes. Es el sonido de tus huesos púbicos al realinearse, un sonido mucho más deseable que el del nombre del ejercicio al que alude.)

- Siéntate en el borde de una silla con las piernas ligeramente separadas.
- Pon las palmas de las manos por fuera de las rodillas y empújalas hacia fuera contra la resistencia de tus palmas, sin hacer ningún otro movimiento, y cuenta hasta cinco.
- Pon el codo izquierdo dentro del muslo izquierdo, encima de la rodilla. Tu palma debe descansar sobre la rodilla derecha.
- Intenta empujar a la vez las dos piernas contra la resistencia y cuenta hasta cinco.

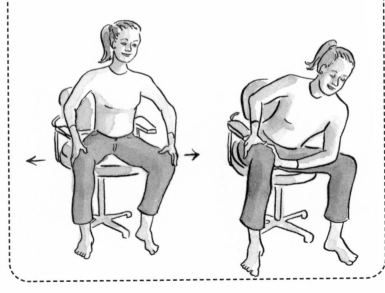

63   Embestida en posición sentada

Este movimiento va a relajar la tensión en el cuádriceps, el músculo que se encuentra en la parte frontal de la cadera.

■ Siéntate parcialmente en el borde de una silla, con la nalga derecha en la silla y la izquierda medio fuera.

■ Desciende lentamente la pierna derecha mientras mantienes la
rodilla doblada, hasta que ésta toque el suelo, y extiende la pierna por detrás de ti.

■ Mueve la pelvis hacia arriba y hacia abajo. Mantén esta posición
durante diez segundos.

■ Repítelo con la pierna derecha.

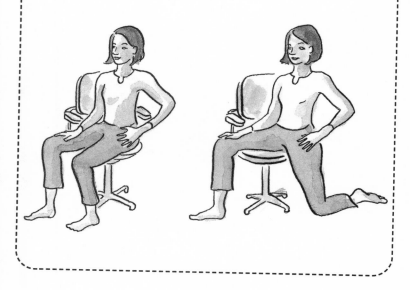

64 Estiramiento de la cara interna del muslo en posición tumbada

- Estírate boca arriba con las rodillas dobladas y los pies pegados al suelo o a la cama.
- Deja caer las rodillas abiertas hacia afuera y junta las plantas de los pies. Esto va a proporcionar un buen estiramiento a la cara interna de tus muslos. Para realizar un estiramiento más intenso, presiona suavemente los muslos hacia abajo con las manos y, de este modo, los abrirás más.
- Mantén esta posición durante diez segundos.

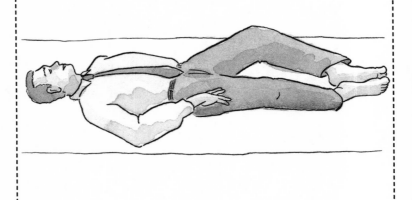

65 Sastre reclinado

Con este ejercicio le vas a dar a tus muslos su merecidísimo estiramiento mientras ves la televisión (si quieres).

■ Estírate boca arriba y cruza el tobillo derecho sobre la rodilla izquierda doblada.

■ Entrelaza las manos por debajo del muslo izquierdo y empuja la rodilla contra tu pecho.

■ Mantén esta posición durante diez segundos.

■ Repítelo con el tobillo izquierdo sobre la rodilla derecha.

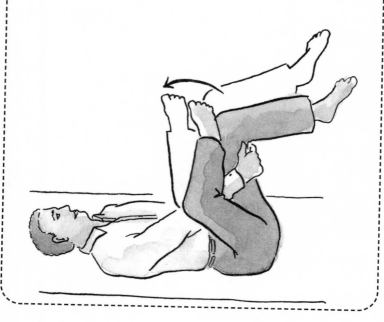

66 Rodilla al pecho en posición tumbada

Ésta es otra manera de estirar el cartílago que rodea la articulación de la cadera, así como los músculos del glúteo.

■ Estírate boca arriba. Con la pierna derecha extendida y pegada a la cama, dobla la rodilla izquierda y llévala en dirección recta hacia tu pecho.

■ Entrelaza las manos por debajo de esa rodilla y empújala suavemente contra tu pecho hasta acercarla al máximo.

■ Cuenta hasta diez.

■ Repítelo con la pierna izquierda y la rodilla derecha.

Si notas un pinchazo en la ingle, éste puede ser un signo de que presentas un proceso degenerativo en la cadera. Si el pinchazo no cesa después de practicar este ejercicio durante dos semanas, te aconsejo que vayas a un fisioterapeuta para que te haga masajes con el fin de movilizar la articulación de la cadera. El fisioterapeuta puede ayudarte a estirar y fortalecer los músculos de la cadera, de modo que los huesos de la cavidad de la cadera desarrollen una alineación óptima.

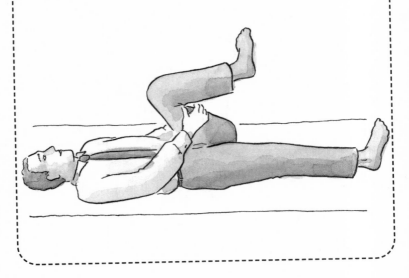

67 Estiramiento del piriforme en posición tumbada

Alargar el vasto piriforme alivia las molestias en la cadera y en las nalgas.

- Estírate boca arriba. Si te duele la pierna izquierda, extiende la pierna derecha recta en la cama mientras doblas la rodilla izquierda en dirección hacia ti.
- Con la mano derecha, empuja la rodilla izquierda doblada en dirección a tu hombro derecho.
- Cuenta hasta diez.

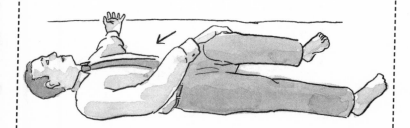

68   Rotaciones de cadera hacia un lado en posición sentada (La almeja)

Este ejercicio es una manera excelente de fortalecer el músculo mediano del glúteo, que une un lado de la pelvis con la cadera. Un glúteo mediano tonificado desarrolla unas nalgas bien definidas en cuanto a músculos, mientras que, si está debilitado, no sólo va presentar unas nalgas blandas, sino que, además, te va a hacer andar como un pato. Otra razón por la que vale la pena fortalecer el glúteo mediano se basa en que esto ayudará a prevenir la osteoartritis y la osteoporosis en la cadera.

- Estírate sobre el lado derecho, con el brazo derecho doblado de modo que la mano aguante la cabeza.
- Apoya el antebrazo izquierdo en la pelvis mientras la sujetas.
- Con la pierna izquierda encima de la derecha, dobla las rodillas en un ángulo de 90 grados hacia tu torso.
- Con los tobillos apretados entre sí, sube y baja diez veces la rodilla izquierda.
- Repítelo en el otro lado.

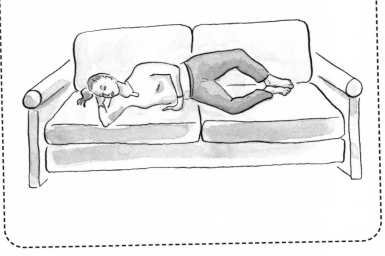

69 Cobra medio estirada

Si te duele una nalga, prueba con este movimiento.

■ Estírate sobre una cama, con el lado del cuerpo que te duela justo en el borde. Mantén los brazos doblados a cada lado y las palmas por debajo de los hombros.

■ Deja fuera de la cama la pierna que te duela y pega el pie bien al suelo, con la rodilla ligeramente doblada.

■ Levántate con la ayuda de los codos e impúlsate diez veces hacia arriba y hacia abajo, sin olvidarte de mantener el codo abierto.

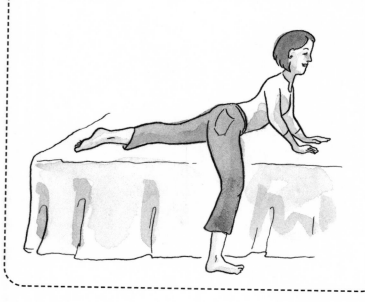

70 Flexión de pierna en decúbito prono (pégate unos topetazos)

Este ejercicio es una manera fantástica de aislar y estirar los flexores de la cadera, que tienden a quedarse tensos tras haber estado sentado durante horas, y de estirar los músculos anteriores (frontales) de la cadera, mientras que a la vez fortalece los músculos posteriores (traseros) de ésta. Si estiras el cuádriceps, el músculo de la parte frontal inferior de la cadera, esto te ayudará a prevenir el dolor de cadera. Vas a notar un espléndido estiramiento de muslos cuando hagas este ejercicio —también sentirás un tirón en el abdomen.

- Estírate boca abajo con las piernas estiradas. Apóyate sobre los dos codos.
- Dobla la rodilla derecha e intenta tocarte la nalga con el talón.
- Repítelo cinco veces y baja la pierna.
- Dobla la rodilla izquierda y realiza el mismo movimiento cinco veces.
- Dobla ambas rodillas e impúlsalas a la vez mientras intentas tocarte simultáneamente cinco veces ambas nalgas con los talones.

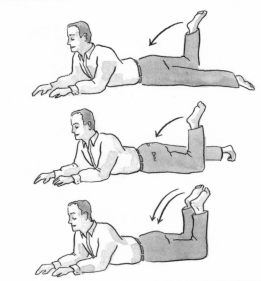

Golpes de talón

Este rápido movimiento aísla y estira el músculo mediano del glúteo.

■ Estírate boca abajo con la cabeza sobre el dorso de tus manos. Las piernas deben estar estiradas y un poco más separadas que la distancia entre los hombros. Si esta posición te resulta muy incómoda, inténtalo con una almohada debajo del abdomen.

■ Levanta las piernas unos cuantos centímetros y flexiona los pies.

■ Abre y cierra las piernas rápidamente mientras mueves los talones a una distancia paralela a la de los hombros y hazlos chocar entre sí.

■ Repítelo diez veces. Procura flexionar los pies hacia fuera en todas las repeticiones.

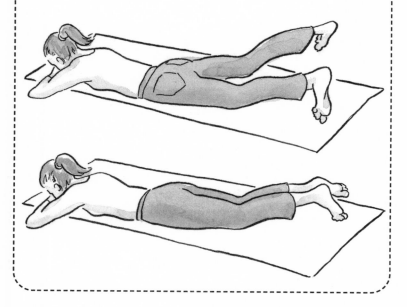

Capítulo 9

Tus rodillas

¿Te suena esto? Has estado trabajando todo el día sin parar en la oficina para entregar un trabajo dentro del plazo previsto y has estado clavado en la silla sin descanso. Esa noche, mientras desciendes los escalones del parking hasta llegar, ya por fin ansioso, a casa, sientes de repente un dolor punzante alrededor de la rodilla.

En muchas ocasiones, los pacientes me explican que han sufrido experiencias dolorosas cuando menos se lo esperaban. «¡No he hecho nada!», me dicen muy desconcertados. Sin embargo, ese «nada» se encuentra en la raíz del problema de rodilla. Una posición estática prolongada durante mucho tiempo, tanto si se trata de estar sentado como de pie, desemboca en un desequilibrio muscular que puede ser la base de tu dolor. A todas las articulaciones, sobre todo las articulaciones de las rodillas, les encanta el movimiento. Incluso las personas que tienen la suerte de haber nacido con las rodillas sanas, que no caminan con las piernas arqueadas o no son patizambos, corren el riesgo de padecer un dolor repentino en la rodilla y pérdida de movilidad en su vida diaria, como consecuencia de haber estado sentados en la mesa todo el día y de haber permanecido durante horas delante de la tele por la noche.

Aunque la queja que oigo más veces sea la relativa al dolor de rodillas en el momento de bajar escalones, muchas personas también sufren dolor de rodillas por haber estado sentados durante largos períodos de tiempo o al levantarse. En todo caso, todas estas molestias parten de un desequilibrio muscular que envuelve la rodilla y que afecta al funcionamiento de ésta.

La rodilla, articulación que carga todo el peso, es una estructura compleja que funciona como una bisagra cuya capacidad es, también, la de realizar ciertos movimientos giratorios. Una parte de la articulación se une al *fémur* o hueso del muslo, que es el hueso más largo del cuerpo, y a la *tibia* o espinilla. La otra parte de la articulación se une a la *rótula* o choquezuela y al fémur. La estructura de la articulación permite un amplio arco de movilidad de la rodilla y comprende los dos movimientos de flexión y extensión, así como la rotación interna y externa que te permiten realizar distintos pasos al caminar —girarte con el pie inmóvil, por ejemplo.

Sin embargo, cuando los músculos que rodean la rodilla se encuentran en desequilibrio, éstos empujan la articulación de la rodilla fuera de su eje de rotación. Las superficies articulares no se pueden desplazar ni pueden girar una sobre la otra tal y como deberían. El cartílago que protege la articulación está desgastado, por lo que los huesos se rozan entre sí y esto puede resultar doloroso. Cuando el cartílago se desgasta, ya no es capaz de producir suficiente líquido sinovial, que es la sustancia encargada de lubricar la articulación de la rodilla y proporcionar un movimiento libre de fricción. Una cantidad insuficiente de líquido sinovial comporta una fricción que consigue erosionar el cartílago y, con el paso del tiempo, este desgaste culmina en artritis.

La articulación de la rodilla se halla en el medio de una «balanza» entre todos los músculos de la rodilla. Si tu rodilla ha superado una lesión pero aún persiste el dolor, la causa debe atribuirse a uno o más de los siguientes tipos de desequilibrios musculares, que se desencadenan, en su totalidad, por el hecho de permanecer en una posición estática durante un largo período de tiempo. Son los siguientes:

1. Un desequilibrio entre los músculos que controlan la relación entre la cadera y la rodilla. Existe un músculo, el *tensor de la fascia lata*, que posee un tendón muy largo y potente, la *banda iliotibial*, que se extiende desde la cadera a través de la rodilla por la cara lateral (o externa). El otro músculo, el glúteo mediano (que se encuentra por la región superior de las nalgas) contrarresta el impulso dominante de la banda iliotibial para asegurar una posición correcta del fémur en su contacto con la pelvis y la tibia. La relación de equilibrio entre estos músculos mantiene, también, la pelvis en posición estable, situada encima de la rodilla. Sin embargo, tal y como se comentó en el capítulo de la cadera, la banda iliotibial a veces se fortalece y se tensa tanto que domina el movimiento de la rodilla mediante la rotación de la cara interna del hueso del muslo. Si el glúteo mediano no está bien fortalecido, vas a experimentar dificultades a la hora de mantener una línea de movimiento adecuada y vas a sentir dolor. (Ver ejercicio 56, estiramiento de la banda iliotibial en posición erguida.)

2. Un desequilibrio entre los tres músculos posteriores del muslo.
   Los músculos posteriores del muslo extienden la cadera y flexionan la rodilla.

3. Un desequilibrio entre los cuatro músculos que conforman el cuádriceps.

El cuádriceps extiende la rodilla y flexiona la cadera. Estos músculos impulsan la choquezuela para que mantenga una línea de movimiento adecuada en el surco del fémur. El desequilibrio se puede producir, también, entre los músculos cuádriceps internos y los músculos cuádriceps externos. Tales desequilibrios pueden afectar a la línea de movimiento de la choquezuela, con el resultado de que se pellizque el cartílago que se halla detrás de ésta. Esta modificación del cartílago se refleja en los rayos X y los médicos la diagnostican como *condromalacia*, otra posible fuente de dolor que puedes sentir cuando subes y bajas escalones.

Al margen de los desequilibrios musculares, el dolor de rodilla repentino también se puede atribuir a la *hiperextensión*. Si tiendes a dejar las rodillas en una posición hiper extendida cuando estás de pie, este «tope» puede encasquillar las cazoletas en los huesos del muslo y, como consecuencia, la rodilla pellizca el cartílago sensible que se encuentra detrás de la cazoleta. La consecuencia, a lo largo del tiempo, se basa en una lesión permanente del cartílago, que conduce a una artritis. Si te propones estar de pie con las rodillas «en descanso», vas a ayudar a reconvertir los músculos con el fin de que cumplan la función de soporte de una alineación correcta y, de este modo, se eliminará la carga de las articulaciones de las rodillas.

El dolor es un indicador de que necesitas corregir tu postura. Puedes sentirte aliviado al instante del dolor de rodillas si contraes o estiras unos músculos determinados con la finalidad de restablecer la longitud y potencia normal de todos los músculos que rodean la articulación de la rodilla. Tan pronto como notes dolor de rodillas, practica con uno o más de los ejercicios que vienen a continuación para hacerle frente de manera rápida y eficaz. Sólo así vas a evitar desarrollar una patología que esté destinada a limitar la movilidad de tu rodilla. Estos ejercicios también ayudan a aumentar la producción de líquido sinovial, el lubricante de la superficie articular, gracias a unos movimientos suaves e indoloros.

Como la estructura de la rodilla es compleja y el dolor puede ser la consecuencia de muchas desalineaciones leves, te recomiendo que intentes hacer el primer ejercicio de este capítulo y progreses con todos los demás hasta que obtengas el alivio que necesitas. También te recomiendo que hagas estos ejercicios en ambos lados de tu cuerpo. Éste te lo agradecerá.

Tras haber hecho los ejercicios de este capítulo, te recomiendo que realices los intensos estiramientos en las extremidades inferiores, pues unos músculos fuertes contribuyen a unas articulaciones fuertes. El entrenamiento de la potencia es un componente importante que participa en el mantenimiento óptimo de la salud de tus articulaciones.

Los ligamentos también trabajan duro

Si el cuádriceps y el músculo posterior del muslo están equilibrados y la articulación sigue una línea de movimiento adecuada, los ligamentos, que son esenciales para la estabilización de la rodilla —sobre todo el *ligamento cruzado anterior* (LCA), tejido en forma de cuerda que entrecruza la articulación de la rodilla en su parte trasera—, van a poder realizar su función. Sin embargo, los desequilibrios musculares y las consecuentes desalineaciones someten los ligamentos a un estrés excesivo, especialmente en aquellos deportes que comportan un elevado impacto de salto y unos movimientos cortos, pero intensos. Los esquiadores, futbolistas y jugadores de básquet se lesionan con frecuencia el LCA. Las mujeres atletas son, a su vez, cinco veces más propensas a fracturarse el LCA que los hombres atletas.

72   Aprieta y da un paso

Si te duele la rodilla al bajar escalones, aquí tienes la ayuda que estabas buscando. Este movimiento va a fortalecer el músculo glúteo mediano, que hace girar el fémur y mantiene la cazoleta en una alineación apropiada.

- Cuando notes dolor de rodillas, quédate parado con ambos pies en un escalón.
- Aprieta las dos nalgas a la vez firmemente durante diez segundos.
- Si el dolor no desaparece, mantén las nalgas apretadas mientras bajas el resto de escaleras.

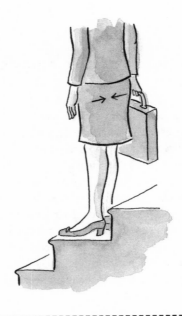

73 Estiramiento de muslo en posición erguida

Este ejercicio te ayuda a estirar el cuádriceps, el músculo que cruza las articulaciones de la cadera y la rodilla. La rigidez de este músculo viene causada por el hecho de permanecer sentado durante largos períodos de tiempo.

- Apóyate en el respaldo de una silla o contra una pared para buscar equilibrio.
- Dobla la rodilla izquierda y lleva el pie en dirección a tu nalga.
- Agárrate el pie izquierdo y empújalo lentamente contra tu nalga para intentar tocarla. Aguanta en esta posición durante diez segundos.
- Repítelo en el lado izquierdo.

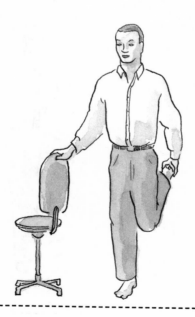

74 Estiramiento del músculo posterior del muslo

El nervio ciático, el nervio más largo del cuerpo, nace de la raíz de los cinco nervios lumbares, los cuales se fusionan, atraviesan las nalgas y descienden por cada pierna. Éstos circulan por los músculos posteriores del muslo, que te permiten extender las caderas y flexionar las rodillas. Si se han comprimido tus raíces nerviosas, este estiramiento las va a liberar.

- Levanta la pierna izquierda y deja la pantorrilla sobre una mesa o cualquier otra superficie plana, manteniendo la pierna recta sin doblar la rodilla.
- Inclínate hacia delante con la espalda recta e intenta llevar el pecho lo más cerca posible a la pierna.
- Aguanta en esta posición durante diez segundos.
- Repítelo con la pierna derecha.
- Si quieres realizar un estiramiento más intenso, flexiona el pie de la pierna extendida.

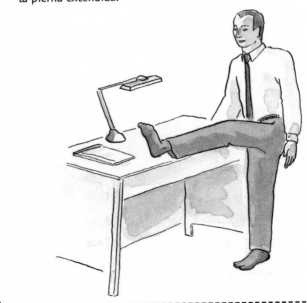

75 Flexiones rápidas de los músculos posteriores del muslo

Este movimiento va a fortalecer los músculos traseros del muslo, que le proporcionan estabilidad a la rodilla. Si los músculos traseros del muslo están fortalecidos, también van a soportar y reforzar la función del ligamento cruzado anterior (LCA), ya que evitarán que la tibia se deslice hacia la parte frontal del fémur.

- Apóyate en el respaldo de una silla o contra una pared para buscar equilibrio.
- Dobla la rodilla izquierda y eleva el talón en dirección a la nalga hasta que la parte inferior de la pierna, que va desde la rodilla hasta el tobillo, quede paralela al suelo.
- Sube y baja el pie diez veces hacia la nalga y hacia abajo.
- Repítelo con la pierna derecha.

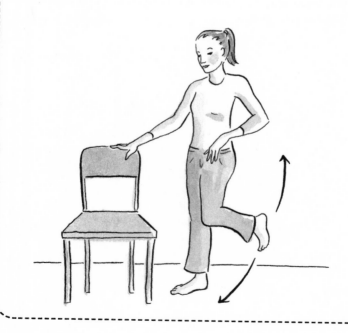

76   Flexión completa de rodillas

Si haces este ejercicio a menudo, vas a poder ponerte de cuclillas con los pies pegados al suelo y esto va a proporcionar un estiramiento fabuloso a los músculos de la cadera, las rodillas y los tobillos, por lo que incrementarás la flexibilidad en estas zonas.

■ Agárrate al marco de una puerta con los brazos a la altura de los hombros. Los pies, ligeramente torcidos hacia fuera, tienen que estar un poco más separados que la distancia entre los hombros y las rodillas deben quedar alineadas con el primer y el segundo dedo de cada pie.

■ Agáchate tanto como puedas mientras tus manos de deslizan por el marco de la puerta. Los talones tienen que estar pegados al suelo.

■ Aguanta en esta posición durante diez segundos.

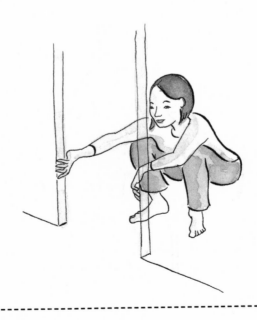

Masaje y movilización

Este automasaje relaja las choquezuelas que rodean la rodilla, lo cual ayuda a contraer y alargar los tendones de manera eficaz con el fin de conseguir una línea de movimiento adecuada.

- Mantén los pies pegados al suelo.
- Coloca las manos en el centro de las rodillas.
- Realiza suaves movimientos circulares hacia adentro, sobre el tejido blando, durante cinco segundos y, después, hacia fuera durante cinco segundos más.

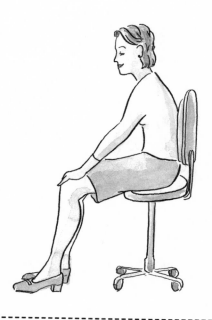

78 Talones al ataque

Este estiramiento isométrico de los músculos posteriores del muslo fortalece la zona trasera de la rodilla.

- Mantén los pies pegados al suelo.
- Clava los talones en el suelo y levanta las puntas de los dedos de los pies.
- Aguanta en esta posición durante diez segundos.

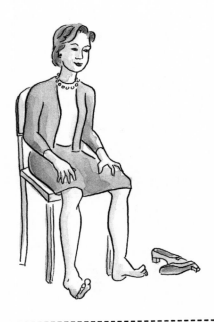

79   Extensión isométrica de la rodilla en posición sentada

Si sientes dolor en una rodilla, este movimiento ingenioso activa el músculo cuádriceps, que empuja la choquezuela hacia su correspondiente surco.

- Siéntate en una silla, bien apoyado en el respaldo.
- Levanta la pierna que te duele y mantenla recta con el pie flexionado mientras la parte trasera del muslo descansa en todo momento en la silla.
- Aprieta el muslo y aguanta en esta posición durante diez segundos.

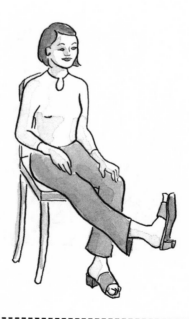

Este movimiento, para el cual te verás ayudado por la gravedad en el momento de alcanzar la flexión completa de rodilla, maximiza el arco de movilidad de la articulación de la rodilla. No sólo vas a movilizar la rodilla que te duele, sino que vas a estirar, también, el muslo.

- Estírate boca arriba, pegado al suelo, y dobla la rodilla que te duele.
- Sujétate el muslo de la rodilla doblada y empújalo suavemente hacia tu pecho.
- Cuando la rodilla esté tan cerca del pecho que la puedas tocar, extiende (golpea) y dobla (deja caer) la pierna diez veces.

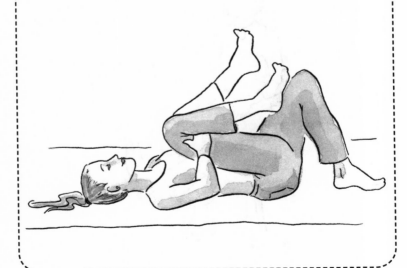

81 Estiramiento de los flexores de la cadera

Si te duele una de las caderas, ésta es una manera sencilla de estirar los músculos flexores de la cadera y la banda iliotibial. El recto anterior del muslo (uno de los cuatro cuádriceps) es un flexor de la cadera que cruza la articulación de ésta y de la rodilla. Como este músculo articular es muy importante para que la cadera y las rodillas realicen su función de manera adecuada, este estiramiento resulta fantástico para los problemas de cadera y de rodilla.

- Estírate boca arriba sobre el borde de una cama o, incluso, sobre una tabla dura, y levanta las rodillas dobladas hacia tu pecho.
- Extiende hacia delante la pierna que te duele y mantenla pegada a la cama mientras estiras la parte frontal del muslo. Si la pierna se desvía hacia fuera, llévatela otra vez al lado de la rodilla doblada. Mantén la espalda pegada a la cama —no la arquees.
- Aguanta en esta posición durante diez segundos.

Si los flexores de la cadera están tensos, va a ser difícil mantener la pierna pegada a la cama. Realiza este ejercicio diariamente hasta que puedas aguantar con la pierna hacia abajo.

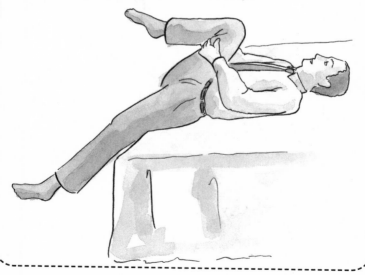

82 Elevación en diagonal de la pierna recta

Si te duele una de las rodillas, este ejercicio va a activar el cuádriceps de la región interna del muslo —el vasto interno oblicuo (VIO)— que va a ayudar a empujar la choquezuela hacia su alineación correcta.

- Estírate boca arriba apoyado en los codos con las piernas estiradas encima de la cama o el suelo.
- Dobla la rodilla que no te duele y mantén el pie pegado al suelo.
- Flexiona hacia arriba el pie de la pierna que te duele, coloca la pierna recta y levántala en diagonal hasta que el talón se encuentre al mismo nivel que la rodilla doblada.
- Repítelo diez veces con el muslo totalmente contraído.

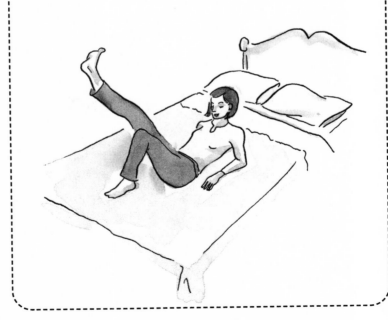

83   Construir un puente

Este ejercicio tonifica el glúteo y el músculo posterior del muslo, que son dos de los músculos que soportan las rodillas.

- Estírate boca arriba con las rodillas dobladas y los brazos a los lados.
- Levanta las nalgas de la cama o del suelo tanto como puedas y, a continuación, bájalas.
- Repítelo diez veces.

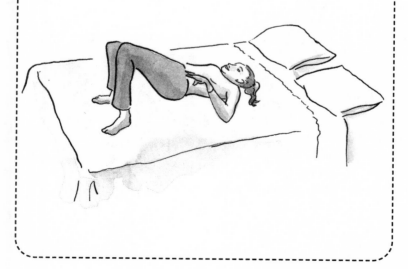

Capítulo 10

Tus pantorrillas

Un calambre grave y repentino en las pantorrillas puede resultar incapacitador y se puede producir en cualquier momento y en cualquier lugar. Puedes estar clavado en una silla durante una reunión importante, y retorcerte de dolor sin salir de ella sólo sirve para incrementar el malestar mientras el espasmo continúa. O puedes estar durmiendo plácidamente cuando... ¡zas! Ahí lo tienes: un profundo calambre muscular que te deja tambaleando fuera de la cama para intentar aliviarte mientras te apoyas sobre la pierna que te duele.

El dolor de pantorrillas se origina por muchas causas. La falta de movimiento, que inhibe la circulación, es el primero de los desencadenantes. La deshidratación también puede ser un factor. Tus músculos, que están constituidos por agua en un setenta por ciento, necesitan mucha hidratación para llevar a cabo las reacciones metabólicas pertinentes. Sin embargo, no todos los líquidos son igualmente buenos para este propósito. Por ejemplo, el café que tomas para sentir el rugido de la cafeína que te mantiene activo y centrado contiene efectos deshidratantes que pueden contribuir al dolor de pantorrillas. Quizá no te des cuenta de que estás deshidratado, pero, si sufres estreñimiento, éste es un buen indicador de que presentas este estado.

La mala postura es otra posible causa del dolor de pantorrillas, ya que se comprimen determinados nervios de la columna en su entrada por la médula espinal. Esta compresión nerviosa puede dar lugar a un tipo de calambre en las pantorrillas que se conoce como *claudicación intermitente neurógena*, caracterizada por un dolor repentino al caminar que desaparece cuando te sientas. Si esta afección persiste, puede llegar a causar, a lo largo de los años, limitaciones serias en tu capacidad de caminar y una postura permanentemente encorvada. (Haz los ejercicios de las lumbares que van desde el 43 hasta el 54 para mantener sana tu columna.)

Los desequilibrios musculares también pueden producir dolor de pantorrillas. Los músculos mayores de las pantorrillas cruzan dos articulaciones: la de la rodilla y la del tobillo. Existen cuatro músculos de las pantorrillas (el mediano y lateral *gastrocnemio, el sóleo* y *el plantar delgado)* que se unen al talón por medio del tendón de Aquiles.

Si sufres calambres en las pantorrillas, fíjate bien en tus piernas. ¿La piel está seca, rara y decolorada? Si es así, tu piel muestra signos de una circulación sanguínea deficiente. Fíjate, también, en los dedos de tus pies. ¿Tienen pelo? Deberían tenerlo. El pelo en los dedos de los pies es un indicador de una buena circulación sanguínea ¿Tienes varices que marcan regueros azules en tus piernas? Éstas también son síntoma de una mala circulación sanguínea en las extremidades inferiores (aunque también pueden venir determinadas genéticamente). Unas pantorrillas tensas y una mala circulación sanguínea van de la mano, y dan lugar a los calambres y a la imposibilidad de caminar con una zancada normal.

Los ejercicios Brill de este capítulo estiran las vainas protectoras que envuelven los nervios; estiran, fortalecen y equilibran los músculos de las pantorrillas y restablecen la movilidad normal y la fuerza en las articulaciones del tobillo y de la rodilla. El hecho de restablecer y fortalecer estas zonas no sólo alivia el dolor de pantorrillas, sino que reconduce una buena circulación y estabiliza los tobillos, por lo que previene un esguince de tobillo en el futuro.

Así que, la próxima vez que te venga un calambre en la pantorrilla, vas a hacerte cargo de la situación hasta hacerlo desaparecer —aunque estés sentado en un asiento en medio de un avión.

84   Talones levantados y rodillas rectas

¿Nunca te has dado cuenta de lo pronunciados que tienen los múscu-los de las pantorrillas los bailarines?

Cada ejercicio que realizan fortalece el músculo gastrocnemio, que se une al hueso del talón a través del tendón de Aquiles. El gastroc-nemio se engancha con el músculo posterior del muslo y cruza la parte trasera de la rodilla. Fortalecer el gastrocnemio es la clave para asegurar la estabilidad del tobillo. Este ejercicio te va a servir de ayuda, tanto para los calambres, como para el dolor de tobillo.

- Ponte de pie, con los pies separados de forma que queden a la al-tura de los hombros.
- Levanta los talones diez veces arriba y abajo.

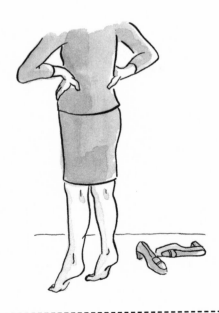

85   Talones levantados y rodillas dobladas

Esta variante fortalece otro músculo de la pantorrilla, el sóleo, que es, también, esencial para el control del tobillo. Si los músculos de la pantorrilla están fortalecidos, van a evitar que el tobillo se doble hacia fuera, accidente muy común que es el responsable de los esguinces.

- Ponte de pie, con los pies separados de forma que queden a la altura de los hombros.
- Dobla las rodillas ligeramente y levanta los talones. Cuando levantes los talones, imagínate que estás apretando una pelota de voleibol entre tus rodillas. Esto va a contribuir a que los músculos de la cara interna del muslo participen en una estabilidad del tobillo aún mayor y va a prevenir las torceduras de tobillo.
- Levanta y baja diez veces los talones.

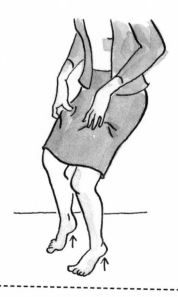

Fascitis plantar y espolones en el talón

La *fascitis plantar*, afección dolorosa que puede dificultar la capacidad de caminar, correr y realizar cualquier tipo de deporte, es una inflamación de la banda gruesa que contiene un material fibroso relativamente inflexible (*fascia*) y que recorre la parte trasera del pie, desde el talón hasta la base de los dedos. La inflamación se debe, en parte, a la tensión del tendón de Aquiles, la cual causa un exceso de pronación (llanura) en tu pie cuando caminas, de tal modo que tus pies pisan el suelo sin una adecuada amortiguación del impacto, como si llevaras aletas de buceo. Esto tensa la fascia y los músculos de la parte trasera del pie. El resultado es un dolor de talón, que se convierte en particularmente intenso cuando tu pie toca el suelo al levantarte de la cama. El ir descalzo o llevar zapatos de tacón sólo va a ayudar a complicar las cosas.

El estrés en la fascia plantar también puede ocasionar una inflamación donde ésta se une al talón. Si esta reacción inflamatoria se vuelve crónica, puede dar lugar a espolones en el talón.

86 Estiramiento contra una pared (gastrocnemio)

Si padeces fascitis plantar o espolones en los talones, este estiramiento, centrado en la parte superior del tendón de Aquiles y en los músculos de las pantorrillas, está diseñado para ti.

■ Extiende los brazos por delante de ti a la altura de los hombros y con las palmas pegadas a la pared.

■ Si te duele el pie izquierdo, coloca la pierna derecha un pie por delante de la izquierda.

■ Inclina el hueso púbico y empuja la pared hasta que notes un estiramiento.

■ Después, aguanta en esta posición durante diez segundos.

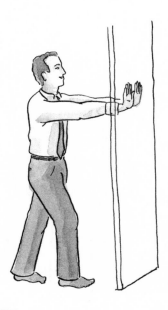

87 Estiramiento contra una pared (sóleo)

Este movimiento alarga la parte inferior del tendón de Aquiles donde éste se une al talón. Si lo haces correctamente, vas a sentir un estiramiento en la parte inferior de la pantorrilla izquierda.

- Extiende los brazos por delante de ti a la altura de los hombros y con las palmas pegadas a la pared.
- Coloca la pierna derecha un pie por delante de la izquierda.
- Dobla la rodilla de la pierna izquierda.
- Inclina el hueso púbico y empuja la pared hasta que notes un estiramiento en la pantorrilla izquierda.
- Después, aguanta en esta posición durante diez segundos.

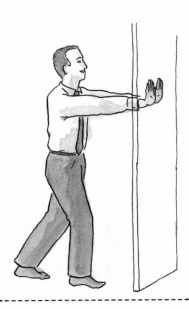

Síndrome de la clase turista

Si te quedas sentado en una posición durante largos períodos de tiempo —y ¿quién no lo hace?— tu circulación sanguínea se va a ver afectada. En casos extremos, se produce una trombosis venosa profunda, más conocida como «síndrome de la clase turista». Para prevenir esto, realiza los tres ejercicios siguientes una vez cada hora mientras estés en un vuelo o cada vez que te dé un calambre en las pantorrillas. (Para gozar de una protección extra «de vuelo», realiza una vez cada hora el ejercicio 78, talones al ataque.)

88   Movimiento ascendente y descendente de tobillo

Este ejercicio, que es fantástico para prevenir o aliviar los calambres en las pantorrillas, crea un movimiento de estiramiento de la punta del pie y flexión que incentiva una buena circulación en todos los músculos que rodean las pantorrillas.

- Siéntate recto con los pies pegados al suelo.
- Levanta la pierna izquierda y extiéndela formando un ángulo de 45 grados.
- Estira la punta del pie y flexiónalo diez veces. Baja la pierna.
- Repítelo con la pierna derecha.

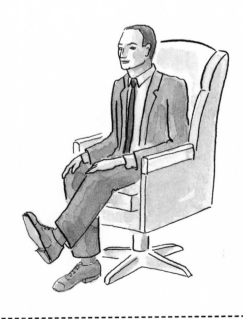

89   Estiramiento de pantorrillas en posición sentada

Este movimiento no sólo elimina los calambres en las pantorrillas, sino que también se centra en los calambres que se producen en los dedos de los pies.

- Mantén los pies pegados al suelo.
- Levanta la pierna izquierda y extiéndela formando un ángulo de 45 grados.
- Flexiona el pie hasta que notes un estiramiento en las pantorrillas.
- Levanta la pierna tanto como puedas sin sentir dolor. Aguanta en esta posición durante diez segundos.
- Repítelo con la pierna derecha.

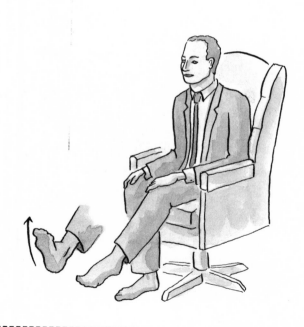

90 Dos círculos con el tobillo

- Siéntate recto con los pies pegados al suelo.
- Levanta las dos piernas y extiéndelas hacia un ángulo de 45 grados.
- Dibuja círculos con ambos tobillos hacia la derecha cinco veces, y después cinco veces hacia la izquierda.

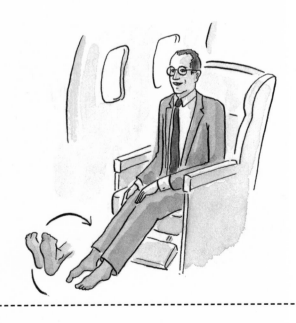

Pie dibujando letras (desde la A hasta la J)

Si los calambres en las pantorrillas —mejor conocidos como rampas— no te dejan dormir, prueba con este ejercicio cuando los padezcas —o, mejor aún, antes de cerrar los ojos. A menudo, los calambres se originan debido al atrapamiento de los nervios o de los vasos sanguíneos dentro del músculo de la pantorrilla. La *estenosis espinal* —el proceso degenerativo que estrecha los espacios de la médula espinal por los que los nervios salen— es otra posible causa de presión sobre los nervios. De cualquier modo, este ejercicio te va a servir de ayuda.

- Estírate boca arriba con las piernas estiradas sobre la cama.
- Levanta la pierna del calambre en dirección recta, formando un ángulo de 90 grados, y aguántala con las dos manos por debajo de la rodilla.
- «Dibuja» letras mayúsculas, desde la A hasta la J, en el aire con el dedo pulgar.

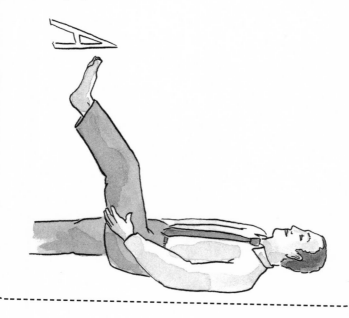

CAPÍTULO 11

TUS PIES

Los pies te llevan adonde quieras y, por ello, tienes que asegurarte de mantenerlos en condiciones óptimas de funcionamiento: flexibles y bien equilibrados, con elasticidad para caminar y potencia para moverse. Unos pies sanos dependen de unos músculos fuertes que garanticen una alineación adecuada. Una buena alineación constituida por los músculos, que son estabilizadores dinámicos, viene reforzada por los ligamentos, que sirven de limitadores pasivos.

Desgraciadamente, los problemas de pies son muy comunes. En ningún lugar se hace tan patente como en Nueva York, donde trabajo y vivo y donde las personas están sujetas, más que en ningún otro punto del país, al caminar como medio de transporte principal. Nueva York también es el hogar de los marchadores más rápidos del país. (Los neoyorquinos han alcanzado un promedio de cerca de 6 km. la hora, mientras que el resto de estados han llegado a unos 4 km la hora.) Me alegra decir que la velocidad no causa problemas de pies —siempre y cuando los músculos de tus pies estén equilibrados y los huesos estén alineados. Sin embargo, a menudo esta condición no se cumple, y me doy cuenta de ello porque vienen muchos pacientes aquejados de dolor de pies.

Cuando los pies están en plenas condiciones, los veintiséis huesos, ciento siete ligamentos y diecinueve músculos de cada pie permiten un movimiento optimo. Te presento una manera sencilla de entender el funcionamiento de los pies. Hay una parte baja del pie (los dedos), una parte media (los huesos centrales) y una parte trasera (el talón y la unión al tobillo). El talón golpea el suelo y proporciona una pisada estable, la parte media amortigua el impacto y los dedos se estiran para permitir el impulso hacia delante.

Sin embargo, los músculos se desequilibran a menudo: algunos músculos se debilitan mientras que otros se vuelven cortos y rígidos. Este estrés mecánico tensa los tendones, ligamentos y articulaciones. A esto le sigue la comprensión nerviosa, que entorpece la circulación sanguínea. Si añades estos problemas a las tensiones diarias que el pie soporta, no es de extrañar que muchos de nosotros padezcamos dolor de pies.

Las mujeres, en particular, son muy propensas a desarrollar determinados problemas debido a los zapatos que acostumbran a llevar. Si eres una mujer que tanto lleva zapato plano como zapato de más de cinco centímetros de tacón, ten en cuenta lo siguiente: si te sujetas al interior del zapato con los dedos del pie para que no se suelte puedes padecer un esguince en los músculos del pie. Tu modo natural de caminar se ve alterado y, de repente, sientes dolor. También te ves expuesta a desarrollar deformidades antiestéticas y dolorosas, como bunios, dedos en martillo, callos y durezas, así como fascitis plantar, espolones en el talón y neuromas (irritaciones nerviosas que son como tener una piedrecita en el zapato). Como compensación, vas a dar pasos más cortos y esto va a llevar a una progresiva pérdida de movilidad que empezará en el pie y se extenderá hacia la pierna, para acabar dificultando el movimiento normal de la cadera.

Soy consciente de que el llevar un calzado sexy y elegante es, en algunas ocasiones, prácticamente una obligación. Sin embargo, después de llevar esos fabulosos zapatos, acuérdate de hacer los ejercicios Brill para restaurar el equilibrio y aliviar el estrés de tus músculos y articulaciones.

Los ejercicios Brill de pies no sólo alivian el dolor repentino en los pies, sino que también restablecen su funcionamiento óptimo. Mediante el estiramiento de lo que tiende a quedarse rígido y el fortalecimiento de lo que tiende a debilitarse, equilibran los músculos, descomprimen los nervios, restablecen la movilidad e incentivan la circulación. Te van a ayudar, también, a prevenir o corregir cualquier malformación que se pueda desarrollar. (Yo conseguí hacer desaparecer el pie plano y los bunios de posparto gracias a los ejercicios Brill. Para seguir una terapia antibunios ves al ejercicio 97, todos los dedos arriba (activo), y el ejercicio 92, pies en forma de bóveda.)

Los ejercicios de estiramiento y de fortalecimiento de este capítulo también te van a ayudar a prevenir la osteoartritis, que se desarrolla cuando los desequilibrios musculares descolocan los huesos de su alineación apropiada, por lo que se origina un excesivo desgaste de las superficies articulares y, a la larga, una destrucción del cartílago que se halla entre los huesos.

Si un dolor de pies inesperado te ralentiza el paso y te deja abatido, estos ejercicios Brill pronto te harán sentir mejor. También van a contribuir a asegurar la función de los pies para toda la vida, sobre todo si los practicas en ambos lados y no sólo en el lado que te duele.

Buena circulación

Los ejercicios Brill de este capítulo, que se realizan todos en posición sentada, van a fomentar el aumento de circulación sanguínea, el drenaje linfático y la recuperación de la sangre venosa. La sangre venosa es particularmente importante, ya que existe una larga distancia entre los pies y el corazón, y el torrente sanguíneo tiene que luchar contra la gravedad durante todo este trayecto. Si te sudan éstos es porque todos los fluidos que se han acumulado en éstos no circulan como deberían. Estos movimientos sencillos te van a brindar la posibilidad de deshacerte del sudor y del dolor. También van a movilizar los huesos de los pies y van a permitir que tus articulaciones se muevan de una manera normal. Y, por supuesto, van a estirar y a fortalecer los músculos. Además de hacer estos ejercicios, procura beber mucha agua para ayudar a que el riñón filtre (las disfunciones en el riñón suelen provocar inflamación en los tobillos).

Vas a darte cuenta de que algunos de los ejercicios Brill son «pasivos», mientras que otros son «activos». *Pasivo* significa que son tus manos las que realizan el trabajo. *Activo* se corresponde al hecho de que los músculos de tus pies son los que realizan el trabajo por sí mismos.

Antes de realizar los movimientos, quítate los zapatos, por favor.

Ofrécele un descanso a tus pies

Puedes proteger mejor tus pies si llevas zapatos que se ajusten adecuadamente. Imagínate que tu pie es un triángulo formado por el primer y quinto dedo y el talón. Tus pies deben distribuir el peso de manera uniforme entre estas tres zonas. Para darles a tus pies la potencia de impulso apropiada y una buena capacidad de amortiguación del impacto a cada zancada, tus zapatos deben poseer un espacio adecuado para permitirles alcanzar su arco completo de movilidad, que comprende la flexión y la extensión desde el talón hasta la región tenar y los dedos, y la pronación y supinación de lado a lado, tal y como tiene que ser.

El espacio para el pie debe ser tan amplio como para permitir la distancia de una uña entre la punta del dedo más largo y la punta del zapato, y éste debe tener un buen arco de soporte. El fondo del zapato debe ser firme y los talones (para hombres y mujeres) deben medir entre dos centímetros y medio y cinco centímetros. Acuérdate de alternar el calzado cada día, ya que así vas a desviar cualquier presión en los diferentes músculos y vas a poder recuperarte mientras previenes las tensiones acumulativas en los pies.

Pies en forma de bóveda

Si construyes esta bóveda, vas a fortalecer los músculos del arco transversal, lo cual va a ayudar a que los pies amortigüen el impacto. También vas a proteger la almohadilla grasa del dorso de tus pies, que atenúa el choque de las pisadas. Cuando estas almohadillas se desgastan, el caminar puede resultar doloroso.

- Descálzate y ponte de pie.
- Da medio paso hacia delante con el pie derecho. El peso debe descansar casi por completo sobre el pie izquierdo.
- Con el talón derecho firmemente pegado al suelo y los dedos tan rectos como sea posible, levanta la punta del pie de modo que se construya la forma de una bóveda.
- Aguanta en esta posición durante diez segundos.
- Repítelo con el pie izquierdo.

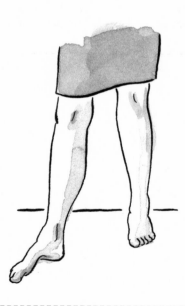

Construcción de un arco levantado con los dedos

Muchas personas creen que tienen los pies planos. Sin embargo, el verdadero pie plano es una anormalidad congénita que se produce en casos realmente raros. La gente considera que los pies planos son pies que no tienen suficientemente desarrollados los músculos del arco. Una manera de apreciar la diferencia consiste en que los auténticos pies planos no sólo son planos, sino que, además, son rígidos, mientras que los pies que, sencillamente, no han desarrollado bien el arco son flexibles y el arco se convierte en algo aparente cuando apoyan los pies en el suelo. Si este último caso es el que te afecta, los ejercicios Brill te van a desarrollar el arco que pensabas que nunca habías tenido. (Recuerda: una buena suela de zapato también ayuda.)

- Descálzate y ponte de pie.
- Levanta los dedos de ambos pies mientras mantienes el resto del pie pegado al suelo.
- Camina durante diez segundos con los dedos levantados.

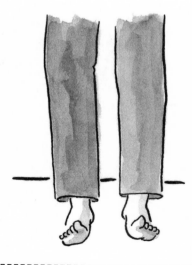

94 Flexión de un dedo (pasivo)

Esta sencilla maniobra te va a ayudar a aliviar la rigidez mediante el alcance de una flexión normal del pie. Cuando tus pies mantienen una buena flexión, pueden amortiguar el impacto contra el suelo de manera más eficaz, tanto si se trata de caminar, correr o saltar.

- Mantén los pies pegados al suelo.
- Coloca el tobillo de tu pierna izquierda sobre tu rodilla derecha, como en el ejercicio 60, sastre sentado.
- Con ambas manos, dobla dos veces cada dedo por separado hacia la almohadilla.
- Repítelo con el pie derecho.

No te preocupes si escuchas un «crack» al hacer este ejercicio. Esto se debe a que la articulación está expandiendo su arco de movilidad.

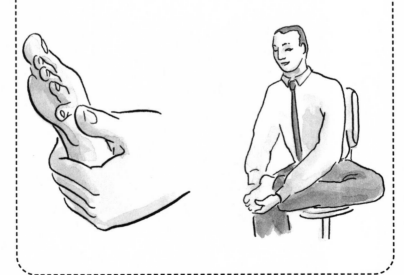

95 Flexión de todos los dedos (pasivo)

Este estiramiento sitúa las articulaciones en su máximo arco de movilidad, restablece la longitud normal del músculo y ayuda a prevenir la artritis.

- Mantén los pies pegados al suelo.
- Pon el tobillo de tu pierna izquierda sobre tu rodilla derecha.
- Sujétate los dedos del pie izquierdo con la mano derecha y empújalos hacia delante.
- Aguanta en esta posición durante diez segundos.
- Repítelo con el pie derecho.

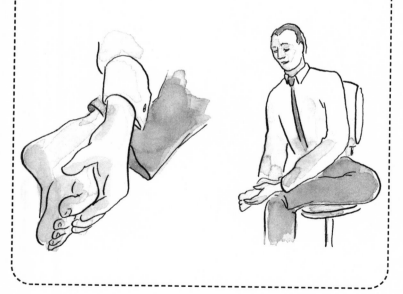

96 Todos los dedos arriba (pasivo)

Este movimiento se centra en un problema que a menudo sufren los hombres: el agarrotamiento del dedo pulgar. Este fantástico estiramiento ayuda, también, a prevenir la fascitis plantar y los espolones en los talones.

- Mantén los pies pegados al suelo.
- Coloca el tobillo de tu pierna izquierda sobre tu rodilla derecha.
- Sujétate los dedos con la mano izquierda y empújalos hacia detrás.
- Aguanta en esta posición durante diez segundos.
- Repítelo con el pie derecho.

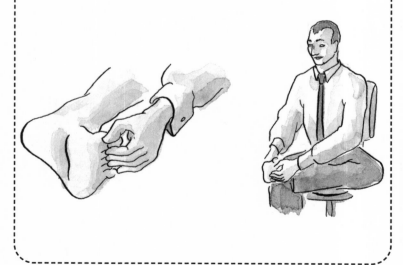

97   Todos los dedos arriba (activo)

Este ejercicio te va a aportar unos músculos más fuertes con el fin de soportar el arco longitudinal que se halla en el empeine, lo cual te va a ayudar a aliviar el dolor de pie, sobre todo el que proviene de los bunios.

- Mantén los pies pegados al suelo.
- Levanta y separa los dedos. Asegúrate de que el dorso del pie, desde la región tenar hasta el talón, esté pegado al suelo.
- Aguanta en esta posición durante diez segundos y relaja.
- Repítelo y vuelve a contar hasta diez.

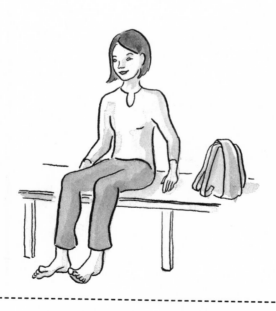

98 Automasaje

Te presento una manera fabulosa de estirar los músculos y beneficiar la circulación, sobre todo la sangre venosa que vuelve al corazón en busca de oxígeno. El drenaje linfático también se va a ver
beneficiado.

- Mantén los pies pegados al suelo.
- Coloca el tobillo de tu pierna izquierda sobre tu rodilla derecha.
- Coloca cada dedo pulgar de tu mano sobre la mitad de la planta y
  masajéala diez veces hacia adentro y hacia fuera.
- Repítelo con el pie derecho.

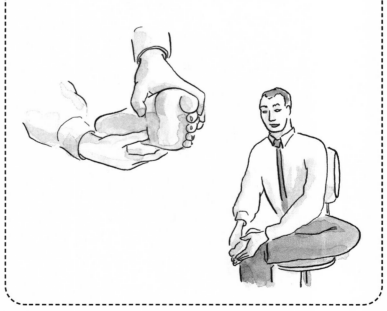

99   Inversión de pies

Esta elevación fortalece los músculos tibiales posteriores, que son los que se hallan en medio del pie y lo soportan, y ayuda a aliviar el dolor de pies.

- Estírate del lado en el que tienes el pie afectado, apoyado en los codos, y aguanta la cabeza con la mano.
- Extiende la pierna de abajo y estira ligeramente la punta del pie.
- Dobla la rodilla de arriba y coloca el pie por delante del cuerpo.
- Levanta el pie de la pierna de abajo, que tiene los dedos en punta, hacia arriba y hacia abajo, con un movimiento que empiece desde el tobillo y ejerza más énfasis en la subida diez veces.

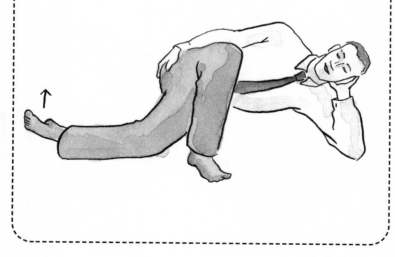

100 Deslizamiento del nervio del tríceps sural

Si todavía te duele el tobillo a causa de una torcedura que no se ha curado del todo, intenta hacer este ejercicio. El motivo de tus molestias procede del nervio sural, que parte de detrás de la rodilla y recorre el lado de la pantorrilla, donde tiende a quedarse atrapado. Esto te va a ayudar a liberarlo.

- Estírate boca arriba en el suelo, con las piernas rectas.
- Levanta en dirección recta la pierna afectada y sujétala con las manos agarradas detrás del muslo.
- Flexiona el pie de la pierna levantada, coloca los dedos del pie en punta y devuélvelo hacia abajo. Repite diez veces la flexión y el estiramiento, mientras mantienes los dedos en punta, y ejerce más énfasis en el movimiento hacia abajo.

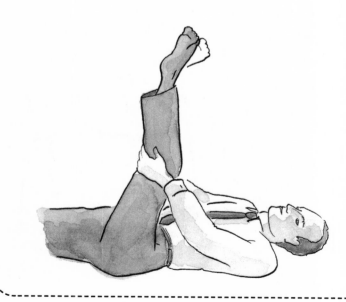

Agradecimientos

Tengo que dar las gracias especialmente a mi inestimable marido, Gary, y a los dos tesoros que son mis hijas Madison y Maggie, quienes han sacrificado su tiempo y atención para que os pudiera ofrecer alivio instantáneo y han sido siempre el componente más importante de mi salud, felicidad y éxito.

John J. y Christy K. Mack han sido mis mentores en muchos sentidos y han hecho mucho más por mi mente de lo que pudiera hacer yo por sus cuerpos.

Agradezco enormemente a todos los pacientes de la Fisioterapia Brill, que han confiado a nuestro cuidado sus necesidades fisioterapéuticas y han protagonizado el papel más esencial en mis intentos por descubrir las vías de recuperación óptimas y por ayudar a que las personas luchen contra los procesos degenerativos asociados con la edad.

Existen personas en concreto a las que debo mencionar por su genial contribución, tanto personal como profesionalmente: Mitch Merin, Bob y Karen Scott, Philip Purcell, Ralph Pellechio, Tom Kearns, Kevin Murphy, Dick Fisher, Jeanne Donovan, Lewis Bernard, Brad Evans, José Rivera, Davis Haynes, Enes Dedovic, Jane Carlin, Paula DeMaggio, Tanya Grubich, Kathy Courtenay, Beatrice Jaye, Lauren Hutton, Lois Feldman, Pattie Sellers, Ann Morfogen, Matthew Sharp, Raymond Granger, Michael Nice, Mike Krzyzewski, Ed Skoot, Madeline Purnell, Philip Tanen, Katie Sosnowski, Patrick Whalen, Vicki Rosen, Judith and John Angelo, Aarón Fuchs, Rustam Dastor, Beverly Tylor, Frank Greenberg, Julie Harris, Jean Galmot, Lisa Einbinder, Svetlana Gutevich, Rick Woolworth, Betty Lok, Larry Mitchell, Janet Nelson, Valerie Malkin, Cheri Baum, Maria Kennedy, James Furey, Michael McGuinness, Stanley Tulin, Nancy Saper, Mady Goldstein, Peter Straus, Kenwyn Dapo, Julie Tupler, Dora Newman, Jackie Castro-Cooper y Catherine Crier.

Soy muy afortunada por trabajar con algunos de los mejores médicos del mundo. Valoro vuestro apoyo y vuestra confianza en la fisioterapia Brill. Mi agradecimiento también va dirigido a los médicos Charles Goodwin, Henry Lodge, Danna Mannor, John Postley, David Case, Jean Case, Henry Birnbaum, Tracey Gaudet, Orín Sherman, Lewis Maharam, Gerald Varlotta, Paul Greenberg, Louis Bigliani, David Altchek, Jo Hannafin, Mark Sultan, Frank Petito y Christiane Northrup.

Herb y Nancy Katz, mis agentes literarios y ángeles guardianes, le han concedido otra visión a la salud para transformarla mágicamente en un formato destinado al público y no les agradecería ni en mil años todo lo que han hecho. Susan Suffes, mi redactora, se ha esforzado todo lo que ha podido y aún más con la simplificación de la jerga médica de cara a un acceso mayor a los lectores; y te agradezco las largas horas de dedicación que has compartido generosamente conmigo.

Muchas gracias a todos los de Bantam que han participado en este proyecto. Beth Rashbaum, un editor extraordinario, se ha inmiscuido totalmente en cada detalle del libro hasta un punto inimaginable y lo ha llegado a apreciar incluso más que yo; gracias por transmitir tanto entusiasmo. Glen Edelstein y Amanda Kavanagh, os elogio por el fabuloso diseño y distribución. Gracias, Meredith Hamilton, por el gran atractivo que aportan tus encantadoras ilustraciones a este libro; cada una habla por sí misma. Irwyn Applebaum, editora de Bantam, y Nita Taublib, segunda editora, se han comprometido a configurar un producto increíble que le va a encantar a los lectores y del cual me siento muy orgullosa.

Agradezco a mis valiosos amigos Tamar Amittay, Maria y Peter Hoelderlin, Fern y Neil Zee, Stephanie Bologa, Melanie Fink, Christine Aragon, Elaine Stillerman, Robert Morton, Gina Rosselli, Christine Bergmann, Christopher Rotondo, Carol y Paul Miller, Paula Pryer, Joanna Andreou, Donna y Brian Baron, Bill y Marianne Jones, Peter Ward, Bonnie Wiseman, Kenneth Wright, Helen y Arthur Gorecki, Janette Bolger, Ronald y Andrea Ponchak y Roz Barrow Callahan por todo su amor y sus risas y por haber alegrado tanto mi vida.

Mi fantásticos compañeros hacen del trabajo un placer: Jennifer Neisler, Yasminda Hammond, Raymond Masse lli, Heather Case, Michael Ingino, Vivian Andujar y Nolly Tobierre.